AF222755

Herstellung und Verlag: Books on Demand GmbH, Norderstedt

Alle Rechte vorbehalten! Ohne ausdrückliche Erlaubnis des Autors darf das Werk, auch nicht Teile daraus, weder reproduziert, übertragen oder kopiert werden, auch nicht auf elektronischen oder mechanischen System inklusive Fotokopierern, Bandaufzeichnungen und Datenspeichern.

Dr. Julius Stumpf:
Über ein zuverlässiges Heilverfahren bei der asiatischen Cholera sowie bei schweren Brechdurchfällen und über die Bedeutung des Bolus (Kaolin) bei der Behandlung gewisser Bakterienkrankheiten, Herausgegeben von Carsten Pohl

ISBN 978-3-8370-7055-2
1. Auflage Oktober 2008
© 2008 Carsten Pohl
Umschlaggestaltung: Carsten Pohl   Bilder auf dem Cover: FIM Biotech, Friedland, (fluviale Tonablagerung) und Wellcome images (Bildkommentar im Text, Medphoto.wellcome.co.uk)

Über ein zuverlässiges Heilverfahren bei der asiatischen Cholera

sowie

bei schweren Brechdurchfällen

und

über die Bedeutung des Bolus (Kaolin) bei der Behandlung gewisser Bakterienkrankheiten

von Dr. Julius Stumpf

Herausgegeben von Carsten Pohl

Vorwort des Herausgebers zum Reprint

Dem „Königlichen Landgerichtsarzt und außerordentlichen Universitätsprofessor für gerichtliche Medizin, Mitglied des Kreismedizinalausschusses für den Regierungsbezirk Unterfranken, in Würzburg" – so tituliert sich Stumpf selbst – kommen besondere Verdienste zu, da er die Aufnahme des „Bolus alba", einer Tonheilerde, in das Arzneibuch durchsetzte und die Lehmtherapie aus dem Bereich der Volksheilkunde in die Schulmedizin einführte. Er war ein medizinischer Zeitgenosse von Conrad Röntgen in Würzburg.

Prof. Dr. Julius Stumpf wird umschrieben als „The man who saved one million lives" mit der konsequenten Heilerdebehandlung bei den Choleraseuchen in Belgrad und Nisch (Nis) und in Westpreußen 1908.
Seine Arbeit war ein wichtiger Durchbruch im Kampf der bis dahin fast immer tödlich verlaufenden asiatischen Cholera und dies vor Einführung der ersten Antibiotika im Jahr 1930. (GSA Denver Annual Meeting (28-31 Oktober 2007)
Welches Mittel setzte Stumpf eigentlich ein? Bolus alba ist der sogenannte weiße Ton, Stumpf beschreibt ihn u. a. als Kaolin. Bolus alba ist natürlicher, eisenarmer Ton. Sehr wahrscheinlich nutzte Stumpf „Bolus alba sterilisata" (Handelsname) von Fa. Merck, Darmstadt (s. Kolloid-Zeitschrift & Zeitschrift für Polymere, Kolloid-Gesellschaft, 1965).
Die Tonmineralien als Gesamtgruppe sind ein uraltes Heilmittel, heute unter dem Sammelbegriff „Heilerde" bekannt.
Wer durch die Lektüre angeregt wird, Tonprodukte zu medizinischen Zwecken einzusetzen, sollte auf Heilerden aus dem Fachhandel (Apotheke, Reformhaus, Drogerie) zurückgreifen.
Stumpf beschrieb die bakteriziden Eigenschaften von Ton wie folgt:
"Die heilenden Eigenschaften von Ton sind in seinen besonderen physikalischen Eigenschaften begründet, vor allem bei der Verteilung der kleinsten Teilchen. Die Tonpartikel sind kleiner als viele Bakterien. Wenn infizierte Schleimhäute mehr oder weniger mit Ton überflutet sind, sind die Bakterien komplett von Ton-Teilchen umgeben und

sind somit von der der Nahrungsquelle getrennt und werden in anorganische Materie eingebettet. Wachstum und die Überlebensfähigkeit der Bakterien sind somit fast sofort gestoppt, und aus diesem erklärt sich die auffallend rasche Minderung der Symptome einer Infektion und/ oder Symptome von Vergiftungen bei akuten Infektionskrankheiten im Magen-Darmtrakt (nach: Julius Stumpf, Bolus für medizinische Anwendung, Darmstadt, 1916)

Das vorliegende Buch versteht sich als Reprint des Originalwerkes und ist für den medizinisch interessierten Laien sehr gut verständlich.

Die Behandlung mit Heilerde ist heute wieder „in". Das Werk von Prof. Stumpf wird immer wieder in der einschlägigen Heilerde-Literatur zitiert, ist aber nur in wenigen Exemplaren in deutschen Bibliotheken zu entleihen. Der Reprint soll die Pionierleistung von Prof. Stumpf würdigen und damit der interessierten Öffentlichkeit zur Verfügung gestellt werden. Unter der Homepage

www.lehmdoktor.de

sind interessante Informationen und Links zu diesem Thema zusammengestellt. Der Herausgeber ist gleichzeitig Autor des Buches „Lehmdoktors Fibel". Das Buch wird auf Seite 93 kurz vorgestellt und empfohlen.

Das Originalwerk von Dr. Stumpf ist eine Art Fachaufsatz ohne Inhaltsverzeichnis und Index. Zur besseren Übersicht habe ich einen Index eingeführt und das Werk grob unterteilt. Die benannten Abbildungen, das Inhaltsverzeichnis und der Index wurden also nachträglich eingefügt, ebenso die Überschriften zu den Kapiteln. Die Rechtschreibung wurde dem Originaltext entsprechend beibehalten. Die Seitenzählung weicht vom Original ab, ebenso die „Fett" gedruckten Buchstaben.

Rechlin an der Müritz, im Oktober 2008.
Der Herausgeber

Carsten Pohl

Vorwort von Dr. Julius Stumpf

Im nachfolgenden übergebe ich den medizinischen Kreisen eine Abhandlung, die in erster Linie wichtige praktische Heilzwecke verfolgt und von der ich im Interesse der Kranken besonders wünschen muss, dass sie von den Kollegen mit Vertrauen aufgenommen wird.

Ich bitte, bezüglich der äusseren Form der Arbeit nicht zu strenge Kritik walten zu lassen und vor allem nicht zu beanstanden, wenn dem Wesen nach Zusammengehöriges an verschiedenen Stellen erörtert wird.

Die Abhandlung soll dartun, wie ich viele Jahre hindurch langsam aber zielbewusst unter schwierigen äusseren Verhältnissen, neben einer bedeutenden beruflichen Tätigkeit, vor allem unter Entbehrung eines entsprechenden Krankenmaterials, grossen Heilzwecken zugestrebt habe. Vielleicht wirken meine Zeilen gerade in dieser Form, sozusagen in der Form eines wissenschaftlichen Tagebuches, um so überzeugender.

Auch an dieser Stelle will ich nicht verfehlen, Allen, die mir in meinen wissenschaftlichen Bestrebungen irgendwie, und sei es auch nur durch eine Meinungsäusserung entgegengekommen sind, herzlichst zu danken.

Würzburg im Oktober 1906.
Dr. Stumpf.

Über ein zuverlässiges Heilverfahren

bei der

asiatischen Cholera sowie bei schweren infektiösen Brech-

durchfällen

und

über die Bedeutung des Bolus (Kaolins) bei der Behandlung gewisser Bakterienkrankheiten.

Von

Dr. Julius Stumpf,

Kgl. Landgerichtsarzt und a. o. Universitätsprofessor für gerichtliche Medizin, Mitglied des Kreismedizinalausschusses für den Regierungsbezirk Unterfranken, in Würzburg.

Mit 1 Tafel.

Würzburg.

Inhaltsverzeichnis

Index:

A Fallbeschreibungen

B Versuche an Mensch und Tier

C Dosierungsempfehlungen

D Erklärungen zur Wirkung von Bolus alba

E Beschreibung der physikalischen Eigenschaften

F Jahresangaben

Im September 1905 erschien von mir in **Nr. 37 der Berliner Klinische Wochenschrift B.K.W**[1] nachfolgender kurzer Artikel: Zur Behandlung der **Cholera asiatica,** vorläufige Mitteilung.

„Seit ca. 5 Jahren verwende ich zur gelegentlichen Behandlung des Brechdurchfalles bei Kindern und Erwachsenen auf Grund vielfacher vorausgegangener Untersuchungen, auf die ich heute nicht näher eingehen kann, das feine Tonpulver, bol. alb. pulv. officinal. Meine Erfolge gestalteten sich allmählich so günstig, dass es für mich schon längst ausgemacht war, dass ich die nächste Gelegenheit benützen müsse, das Mittel auch bei der asiatischen Cholera zu versuchen.

Durch ein überaus freundliches Entgegenkommen des hohen Kultusministeriums in Berlin und der Kgl. Preuss. Regierung in Bromberg war es mir nun möglich, am 4. und 5. September in dem Städtchen Nakel, unweit Bromberg, bakteriologisch festgestellte asiatische Cholera durch das gleiche Verfahren zu behandeln und im weiteren Verlaufe eingehend zu beobachten. Ohne nun auf das Nähere meiner Beobachtung im Krankenhause in Nakel selbst einzugehen, da ich mich heute notgedrungen möglichst kurz fassen muss, möchte ich auf Grund meiner Gesamtbeobachtung in der ganzen verwürfigen therapeutischen Frage folgendes bemerken: Führen wir bei **schweren Brechdurchfällen** und auch bei der **asiatischen Cholera** in den leeren Magen des Kranken Leersein des Darmtraktes ist Bedingung und ist bei den gemeinten Krankheiten ohnehin vorwiegendstes Krankheitssymptom grosse Mengen von Tonpulver ein, — bei Erwachsenen 70-100 g, bei Kindern 30 g, bei Säuglingen 10—15 g so dürfen wir folgender Erscheinungen gewärtig sein: **der Brechreiz lässt sofort nach**, höchstens dass noch einmal nach dem ersten Verschlucken des Mittels erbrochen wird; alsbald tritt zur grossen Erleichterung der Kranken Aufstossen von Blähungen ohne Erbrechen auf; ist Fieber vorhanden, so kann man schon nach einer halben Stunde und früher einen völligen Fieberabfall mit starkem Schweissausbruch wie bei der Krise der Pneumonie beobachten. Als besonders hervorstechendes Symptom ist ein sehr bald — gewöhnlich schon vor der gänzlichen Einfuhr des Mittels — auftretendes Schlafbedürfnis regelmässig zu beobachten; es ist oft notwendig, die

---

[1] B.K.W. steht für Berliner Klinische Wochenschrift

Kranken anfänglich wiederholt aufzuwecken, bis die ganze Menge genommen ist; auf länger als 20-30 Minuten soll sich die Einfuhr des ganzen Mittels nicht verteilen. Eine Conditio sine qua non für die Wirkung des Mittels ist ängstlichste Vermeidung jeglicher Nahrungsaufnahme und auch jeglichen Alkohols in den ersten 18—24 Stunden nach Beginn des Einnehmens. Ich halte das Mittel, wenn es in der ganzen Menge eingeführt wird, selbst im vorgerückten Stadium der Krankheit noch für wirksam. Das Mittel wird in der ganzen Menge also bis zu 100 g in 1/2 Liter frischen Brunnenwassers umgerührt und in kleineren Portionen unter häufigem Umrühren getrunken. Säuglinge trinken die Aufschwemmung geradezu gierig in der Flasche. Bei Kindern, die das Trinken etwa verweigern, würde ich zur Schlundsonde greifen und die Aufschwemmung auf einmal eingiessen. Ich bitte die Herrn Kollegen, diese auf langwierige Untersuchungen und Beobachtungen gegründete Mitteilung nachprüfen und mich bei Erfolgen oder Misserfolgen kurz benachrichtigen zu wollen. Das Prinzip des Verfahrens ist:
Überschütten wir die Bakterien im Überschuss mit unveränderlicher anorganischer Materie von feinster Verteilung, ich habe mich hundertfach überzeugen können, dass die Tonkörperchen nicht grösser oder kaum so gross sind[1], wie die Bakterien selbst — so können sie sich nicht weiter vermehren, es kommt hierdurch die Toxinbildung zum Stillstand und es wird damit geradezu momentan der ganze Krankheitsprozess ein retrograder. Ich weiss sehr wohl, dass asiatische Cholera und schwere Brechdurchfälle sehr verschiedene Dinge sind, aber Bakterien hier und Bakterien dort, die Bekämpfung derselben kann ja doch durch das gleiche Mittel möglich sein."
Diese „vorläufige Mitteilung" in der B.K.W.[2] hat zwar in den Tagesblättern unter dem Eindruck der beginnenden Cholera-Invasion im Osten und Nordosten Deutschlands eine leicht erklärliche Beachtung gefunden und wurde auch, wie ich aus gelegentlichen Zusendungen

---

[1] Ich bitte zu diesem Punkte die erst jüngst erschienene vortreffliche Arbeit von Prof. Martin Hahn (Münch. Med. Wochenschr. Nr. 23. 1906) letzten Abschnitt, zu berücksichtigen.

[2] B.K.W. steht für Berliner Klinische Wochenschrift

erfahren habe, in ausländische mediz. Journale aufgenommen, dass aber diese neue Therapie, die dem **Uneingeweihten freilich als höchst eigenartig und merkwürdig** erscheinen musste, von seiten der deutschen Ärzte ein besonderes Interesse erfahren hätte mit Ausnahme der wenigen Kollegen des Regierungsbezirkes Blomberg, mit denen ich bei der Behandlung von Cholerakranken im persönlichen Verkehr trat, ist mir nicht bekannt geworden.

Ich war auch selbstverständlich sehr weit entfernt, etwa das Gegenteil zu erwarten, da ich ja selbst nur allzusehr unter dem Eindruck der Unzulänglichkeit der in der kurzen Mitteilung gegebenen wissenschaftlichen Begründung des empfohlenen Heilverfahrens stand. Aber damals glaubte ich nicht anders handeln zu sollen. Musste ich doch immerhin mit der Möglichkeit rechnen, dass es vielleicht schon in den nächsten Tagen zum grellen Aufflodern der gefürchteten Krankheit kommen könnte, wie etwa im Jahr 1890 in Hamburg, und für diesen Fall wollte ich doch in Bezug auf weitere von mir zu ergreifende Massnahmen einigermassen die Öffentlichkeit vorbereitet haben.

So wenig nun um es zu wiederholen meine kurze Mitteilung vorn September 1905 eine besondere Berücksichtigung in ärztlichen Kreisen gefunden hat, eben so sehr bin ich nach wie vor überzeugt, dass es mir gelungen ist, ein zur Heilung der asiatischen Cholera in geradezu unvergleichlicher Weise geeignetes Mittel anzugeben, und nunmehr, nachdem ich innerhalb Jahresfrist noch einige weitere Untersuchungen zu Ende geführt, halte ich die ganze Frage für genügend vorbereitet, um mit nachfolgender Abhandlung über das wissenschaftliche Prinzip des nach unseren modernen therapeutischen Gepflogenheiten für den ersten Blick sehr befremdlichen Heilverfahrens in die Öffentlichkeit zu treten und um gleichzeitig den ganzen langen und nicht wenig mühsamen Weg darzulegen, der mich zu einem, wie ich annehmen muss, bedeutenden Erfolge in der grossen Frage der Bekämpfung der Bakterienkrankheiten geführt hat.

Meine erste Arbeit in dieser Frage habe ich bereits im Jahre 1898 in Nr. 46 der Münch. med. Wochenschrift veröffentlicht, auf welche ich mich in meinen weiteren Ausführungen zunächst beziehe.

Am 23. Dezember 1882 hatte ich als junger Landarzt Gelegenheit der gerichtlichen **Exhumierung der Leiche** einer am 23. November 1879 also genau vor 37 Monaten[1] verstorbenen Frau beizuwohnen. Es handelte sich um eine 25 jährige acht Tage nach der Entbindung verstorbene Person. Der nachträglich aufgetretene Verdacht, sie könne von ihrem Ehemann mit Arsen vergiftet worden sein, erwies sich nach dem Ergebnisse der gerichtlichen Untersuchungen als grundlos[2]. Dabei machte nun auf mich das bei dieser Sektion gewonnene Bild einen nachhaltigen Eindruck. Diese Leiche war nämlich ganz überraschend gut erhalten; um nur Einiges zu erwähnen: die Bauchdecken waren noch völlig geschlossen und der Darm konnte noch als ununterbrochener Strang herausgenommen werden. An der eingetrockneten Leber war noch eine gewisse Grünfärbung (Gallenblase) wahrzunehmen; ebenso konnte im vergrösserten, puerperalen Uterus noch eine ausgesprochen blutige Stelle (Sitz der Plazenta) erkannt werden [3])

Das Erdreich des betreffenden Friedhofes war natürlich Lehm und zwar in der ganzen Tiefe und man durfte in Rücksicht auf eine unweit vom Friedhofe befindliche mächtige Lehmgrube annehmen, dass auch in ersterem die Tonschicht mehrere Meter in die Tiefe reichte. An dieses Sektionsbild wurde ich nun durch die in jener Gegend so häufigen Lehmgruben mit ihren mehrere Meter hohen sich in ihrem natürlichen Gefüge jahraus jahrein gleich bleibenden Tonwänden immer wieder erinnert und es drängte sich mir immer häufiger und immer lebhafter die Erwägung auf, es müsse wohl in diesen gewaltigen Tonschichten, bei ihrer augenfällig homogenen Struktur, das

---

[1] In meiner Abhandlung vom Jahre 1898 habe ich die seit dem Tode verstrichene Zeit mit „über 2 Jahre" angegeben; wie ich mich nunmehr aus den Gerichtsakten überzeugen konnte, war die Leiche tatsächlich volle 37 Monate beerdigt

[2] Hingegen war die zweite Frau des betr. Mannes tatsächlich durch Arsen umgekommen, welcher Umstand die Enterdigung auch der ersten Frau veranlasst hatte.

[3] Siehe Schwurgerichtsakten des Landgerichts Würzburg. 1882.

organische Leben nur ganz minimal sein, oder vielleicht ganz ausgeschlossen sein und es lag dann für mich der Gedanke nahe, es könne wohl dem Ton eine besondere zersetzungswidrige Eigenschaft innewohnen, die sich vielleicht auch in der Behandlung von jauchigen Wunden verwerten liesse.

Einige Jahre später, im Sommer 1886, bekam ich bei einem in grosser Dürftigkeit lebenden und auch in bezug auf Pflege äusserst vernachlässigten, in einer einsamen Mühle wohnenden älteren Manne ein ungewöhnlich ausgedehntes Unterschenkelgeschwür, zur Behandlung. Der Mann verbreitete im ganzen Hause und sogar in dessen nächster Umgebung einen entsetzlichen aashaften Geruch. Die Geschwüre waren bei grosser Ausdehnung auch äusserst tiefgehende, so dass an zwei Stellen das Schienbein völlig frei zutage trat. Kurz, ich glaubte dem armen Patienten, der schon Jahre lang mit der Affektion zu tun hatte und seit Monaten an sein armseliges Lager gefesselt war, die Amputation des Unterschenkels vorschlagen zu müssen. Da der Kranke darauf nicht einging, so empfahl ich den Angehörigen, sie sollten das kranke Glied, das bisher mit schmutzigen Lappen bedeckt war, mit getrocknetem und fein verriebenem Lehm möglichst ausgiebig bestreuen.
Der Erfolg war insoferne höchst überraschend, als zunächst der üble Geruch sofort vollständig beseitigt war. Auch im übrigen wurde mit dieser Behandlung, wenn auch keine völlige Heilung, so doch ein Erfolg erzielt, wie er nach Lage des Falles nicht besser erwartet werden konnte. Ich hielt mir von da ab stets gepulverten Lehm vorrätig, um ihn hin und wieder bei übel aussehenden kleinen Wundaffektionen, besonders der Hände, wie diese bei der ländlichen Bevölkerung so häufig vorkommen, zu verwenden.
Einen ausgiebigeren Gebrauch machte ich von der Tonbehandlung, als es mir gelegentlich beifiel, dass mir dieses Mittel in der Pfeifenerde und besonders im Bolus, dem bekannten weissen in den deutschen Apotheken offizinell vorrätigen Pulver, in sehr handlicher Form zur Verfügung stand.
Einen auffallenden Erfolg, der mich zu gelegentlichen weiteren Versuchen besonders anspornte, erzielte ich in folgendem höchst bemerkenswerten Falle: Am 28. Dezember 1896 wurde einem jungen

Bauern, der aus einem alten Vorderlader einen Schuss abfeuern wollte, durch Zerspringen des Gewehres die linke Hand völlig zerrissen. Der Versuch, einige Fingerstümpfe zu erhalten, führte zu ausgedehnter septischer Phlegmone; am 3. Jan. 1897 Amputation im Handgelenk ohne Naht; am 7. Januar Inzision septischer Abszesse in der Nähe des Amputationsstumpfes; am 17. Januar band ich über die stark eiternde übelriechende Amputationsfläche eine grosse Hand voll Boluspulver und nach zwei Tagen musste ich beim ersten Verbandwechsel über das unerwartete günstige Bild aufs höchste überrascht sein:

Die Haut war unter völligem Rückgang aller entzündlichen Erscheinungen in förmliche Falten über der Amputationsfläche zusammengezogen; von Eiter keine Spur mehr; die völlige Heilung erfolgte unter Fortsetzung dieser Behandlung ganz ungewöhnlich schnell.

In der Folgezeit wagte ich mich nun allmählich auch an die Behandlung ganz frischer oder relativ frischer, jedoch mehr oder weniger komplizierter Wunden mit dem gleichen Mittel und erzielte hierbei Resultate, wie ich sie in dieser Vollkommenheit und Zuverlässigkeit bei irgend welcher anderweitiger Behandlung unmöglich erwarten durfte. Es seien hier nur folgende drei Fälle erwähnt, die in meiner ersten Abhandlung (lc. cit.) noch nicht mitgeteilt sind.

1. Am 10. Juni 1898 wurde der 54jähr. Landwirt Hl. in E., als er sich des Morgens von seinem Lager erhob und seine unter dem Bette befindlichen Pantoffel zurechtstellen wollte, von einer neben diesen liegenden mittelgrossen Bulldogge am Kleinfingerballen der rechten Hand äusserst schwer verletzt; das Tier hatte sich so fest in die Hand eingebissen, dass dasselbe erst an der Hand hängend unter dem Bette hervorgezogen werden musste und dann erst entfernt werden konnte. Da die Blutung nicht allzu heftig war, glaubte der Verletzte zunächst unter Anwendung von kalten Kompressen von der Beirufung des Arztes absehen zu sollen. Am folgenden Abend erschien H. von furchtbaren Schmerzen gepeinigt in meiner Wohnung, wobei ich folgendes feststellen konnte: Ganze rechte Hand äusserst stark angeschwollen, gerötet, glänzend, bei geringster Berührung höchst schmerzhaft; die mehrfachen stich- und rissförmigen Verletzungen zu beiden Seiten des Kleinfingerballens waren speckig belegt und sonderten wenig eitrige Flüssigkeit ab. Temperatur 38,7.

Was sollte ich nun mit der hochgradig septischen Wunde anfangen? Nach reiflicher Erwägung der ganzen Sachlage glaubte ich dem ernst gefährdeten Familienvater keine bessere Wundbehandlung bieten zu können als diejenige, die mich bei der oben erwähnten Schussverletzung einen so ungeahnten Erfolg sehen liess. Ohne auch nur einen Versuch einer anderweitigen Desinfektion der Wunde zu machen, umband ich die ganze Hand mit einer etwa 5 cm dicken Bolus-Lage und beauftragte den Patienten, sich des anderen Morgens sehr frühzeitig bei mir sehen oder mir anderweitigen Bericht zukommen zu lassen.

Was ich kaum zu hoffen wagte, trat ein. Als sich der zur bestimmten Stunde erwartete Patient meiner Wohnung näherte und ich seiner sichtbar wurde, hielt er freudestrahlend die verletzte Hand in die Höhe und liess mich durch den Verband hindurch das Spiel der Finger sehen, zum Zeichen, dass die so bedrohliche Affektion über Nacht eine höchst überraschend günstige Wendung genommen hatte. Rötung und Schmerzhaftigkeit waren geradezu völlig geschwunden, die Schwellung war eine eigentümlich weiche und teigige geworden, kurz, der ganze Zustand war während der wenigen Nachtstunden der allergünstigste geworden. Dabei zeigte die Körpertemperatur die überraschende Höhe von 39,3. Diesen letzteren merkwürdigen Umstand glaubte ich mir bei der ganzen Sachlage dahin erklären zu müssen, dass ich einen in der Nacht vorausgegangenen bedeutend höheren Fieberzustand annahm, und tatsächlich war es so; als sich der Verletzte am Abend neuerdings vorstellte, war bei bestem Zustand der ganzen Affektion die Temperatur zur Norm zurückgegangen. Bei täglich 2 mal erneuertem BolusVerband trat in wenigen Tagen völlige Heilung ein.

2. Ein weiterer beachtenswerter Fall war folgender: Am 3. März 1899 war der 13jähr. G. von seinen Angehörigen beim Hantieren mit einer kleinen Pistole überrascht worden, er schob die Waffe in die Tasche, hielt die Mündung mit der rechten Hohlhand zu, sprang gleichzeitig rasch davon und dabei entlud sich das gefährliche Spielzeug, so dass das über **erbsengrosse Projektil zwischen den Mittelhandknochen eindrang** und sich unter der Haut des Handrückens hervorvorwölbte. Wenn ich noch bemerke, dass die Umgebung der Einschussöffnung verbrannt und zerrissen aussah, wird man auch hier

die Bedingung für eine septische Infektion der durchschossenen Hand als eine recht günstige bezeichnen müssen. Nachdem ich das Projektil vom Handrücken aus durch einen kleinen Schnitt entfernt hatte, wurde die Hand in einen förmlichen Bolus-Sack eingelagert, ohne dass auch hier nur der Versuch einer anderweitigen Desinfektion oder auch nur einer Reinigung der Wunde gemacht worden war. Der Heilverlauf war der tadelloseste, den man sich nur vorstellen kann. Im übrigen habe ich auch in diesem Falle wie später in vielen anderen die vorerwähnte eigentümliche teigige Anschwellung in der Umgebung der Wunde, ohne jede Rötung und Schmerzhaftigkeit, beobachten können. Es scheint mir diese teigige leichte Anschwellung eine typische, in der später näher zu erörternden spezifisch antibakteriellen Wirkung des Bolus begründeten Wundreaktion zu sein.

3. Als gleichinteressanten Fall habe ich noch folgenden zu erwähnen: Am 1. Mai 1899 verletzte sich das 10jähr. Mädchen F. aus S. seine linke Hand durch Spielen an den Kammrädern einer Futterschneidmaschine äusserst schwer; **an mehreren Fingern war die Hautbedeckung stark zerrissen**, teilweise lagen die Sehnen frei und die wesentlichste Zerstörung war die, dass die Grundphalanx des 4. Fingers aus dem Finger-Mittelband-Gelenk völlig herausgerissen war, mit der Gelenkfläche frei senkrecht in die Höhe ragte und nur in der entgegengesetzten distalen Gelenkkapsel noch einigen Halt hatte. In diesem Zustande wurde das Mädchen auf einem Wagen in meine Wohnung gebracht.
Wenn ich nun auch zunächst bestimmt erwartete, dass diese Phalanx des 4. Fingers in den nächsten Tagen absterben würde, so glaubte ich doch in Rücksicht auf die zuverlässige antiseptische Wirkung meines Pulvers folgendes Experiment wagen zu dürfen; Ich drückte den Knochen in sein früheres Lager zurück, so dass sich die Gelenkflächen wieder berührten und verband die komplizierte schwere Handwunde ohne irgendwelche Desinfektion in der wiederholt angegebenen Weise mit Bolus; das Kind kam täglich zur Erneuerung des Verbandes in meine Wohnung, wobei ich mich darauf beschränkte, die alten teilweise durch Wundsekret zusammengeklebten Bolusmassen zu entfernen und möglichst reichlich neues Tonpulver aufzu-

binden. Genau nach 8 Tagen nahm ich dann in der Annahme, dass ich einen völlig toten abgestossenen Knochen antreffen würde, in Narkose eine gründliche Revision der verletzten Hand vor und mit welch höchst überraschendem Resultat? Der Längsriss in der Haut der Grundphalanx hatte sich über dem Knochen in der ganzen Länge geschlossen und befand sich in üppigster Granulation, der Knochen selbst war mit der Sonde nirgends mehr zu erreichen und bei Fortsetzung dieser Behandlung heilte diese bedeutende Maschinenverletzung ohne jede Infektion und ohne die geringste Abstossung In kürzester Zeit. Natürlich liess die Bewegungsfähigkeit; in den betreffenden Fingergelenken zunächst zu wünschen übrig, aber auch in einem in Rücksicht auf die Schwere der Verletzung wenig erheblichen Grade. Gerne würde ich jetzt, genau sieben Jahre nach dem Vorfall, ein Röntgenbild dieser Hand vorlegen, doch ist mir dies um deswillen unmöglich, weil die Patientin schon vor längerer Zeit nach Amerika ausgewandert ist, von wo sie mir vor kurzem neuerdings durch Freunde ihrer Angehörigen ihren Dank durch die erfolgreiche Behandlung übermitteln liess mit der weiteren erfreulichen Mitteilung, dass sie im Gebrauch ihrer Hand kaum noch behindert sei.

Man darf nun nicht annehmen, dass mir diese bedeutenden Erfolge bei der Behandlung schwerer komplizierter Verletzungen der Gliedmassen, die ja bekanntlich in besonderem Grade zur septischen Infektion hinneigen, sozusagen zufällig als reife Frucht in den Schoss fiel; ehe ich soweit kam und den Bolus mit dieser Unbefangenheit bei gewissen frischen Verletzungen anwendete, wie ich es vorstehend geschildert habe, hatte mich die ganze Frage vom Dezember 1882 ab, wo ich die überraschende Leichenkonservierung noch nach 37 Monaten nach der Beerdigung antraf, auch oder vielmehr zunächst nur in theoretischer Hinsicht überaus angelegentlich beschäftigt. Ich weiss heute, nachdem ich im Verlaufe meiner ärztlichen und speziell gerichtsärztlichen Tätigkeit bei ca. 20 Leichenexhumierungen zugegen war, sehr wohl, dass auch im Lehmboden die Leichen äusserst schnell verwesen und zerfallen können unter Umständen, über die ich mich schon einmal kurz geäussert habe [1], immerhin aber befand ich mich damals, vom Dezember 1892 ab, auf der richtigen Fährte, wenn ich in den mächtigen Tonschichten und im Tonpulver eine besondere, den organischen Zerfall hemmende und damit eine antibakterielle Eigenschaft vermutete.

Ich darf hier bemerken, dass mein Interesse für die mögliche Bedeutung des Tons in der Bekämpfung septischer Wundprozesse ganz besonders genährt wurde durch die Pettenkofer'sche Bodenlehre, über deren Fundamente ich mich im Sommer 1885 [2] : in den Vorlesungen dieses genialen Begründers der modernen Hygiene informieren zu können das Glück hatte. Einen nachhaltigen Eindruck machten auf mich eines Tages besonders die eigenen Worte v. Pettenkofer's, die er schon im Jahre 1882 in der hochinteressanten Abhandlung „Der Boden und sein Zusammenhang mit der Gesundheit des Menschen, Berlin 1882" niedergelegt hatte: Der Boden, den wir zu verunreinigen aufhören, reinigt sich allmählich von selbst". Wenn dem so war, wie Pettenkofer sagte, so musste dem Boden an und für sich eine die Bakterienvermehrung hemmende Eigenschaft zukommen, eine Auffassung, die mir immer zutreffender erschien, je mehr ich mich mit der ganzen Frage beschäftigte und je öfter meine Blicke auf meinen täglichen Landfahrten mit den mächtigen gleichförmigen Boden- und Tonschichten zusammen trafen.

Viel zu denken gab mir auch die gelegentliche Erzählung eines biederen Landmannes, ein rachesüchtiger Knecht habe ihn schwer geschädigt, indem er ihm mehrere Äcker gründlich verdorben habe. „Wie kann das sein, wie kann ein Knecht ein ganzes Ackerfeld verderben", fragte ich, und der wackere Bauer erwiderte: „Das ist sehr einfach; da braucht man nur einmal beim Pflügen den Pflug „tiefer zu stecken", so dass ein tieferes Umpflügen erfolgt, als es bei dem betreffenden Felde die Übung war, so wird man in den nächsten Jahren einen bedeutend geringeren Ertrag erzielen".

---

[1] Über Leichenveränderungen. Verh. der Gesellschaft der deutschen Naturforscher u. Ärzte, Abteil. f. gerichtl. Medizin. 1900.
[2] In den Vorbereitungskursen für das bayerische Physikatsexamen.

Aus dieser Bemerkung des tüchtigen Landwirtes ging hervor, dass die dem Boden beigefügten Dungstoffe nur in den obersten der jährlichen Bebauung und Umarbeitung unterworfenen Bodenschichten ihre Verwertung finden, und da für mich Düngung der Felder und Bakterientätigkeit im betreffenden Erdreich schon damals identische Begriffe waren, so musste ich mir sagen: Wenn die zerfallenen Dungstoffe und somit auch die Bakterien nicht entfernt die Neigung haben, sich im Erdreich in die Tiefe zu senken, wie es etwa die Feuchtigkeit bei genügender Menge tut, so bedeutet Vermengung der Bakterien oder der bakterienhaltigen Substanzen (Dungstoffe) mit frischer, jungfräulicher Erde (Ton) mehr oder weniger eine Beeinträchtigung der Bakterien und damit eine Verminderung der Bakterienwirkung.

Das waren so ungefähr meine Gedanken in dieser mich soviel beschäftigenden Frage und man wird mich nun vielleicht ziemlich verstehen können, wenn ich sage, dass meiner allerersten Anwendung des Tons zur Wundbehandlung und zwar durch Aufschütten feinen Lehmpulvers auf ein entsetzlich riechendes und äusserst ausgedehntes Fussgeschwür sehr vielfache theoretische Erwägungen vorausgingen, die mich eben zu einem solchen ersten Heilversuch hinführten.

Nun waren es bei fast allen meinen Versuchen der Behandlung septischer oder besonders übelriechender Wundaffektionen z. B. auch bei einem Falle der so exquisit übelriechenden Diabetikergangrän zwei Erscheinungen, die neben dem im allgemeinen höchst befriedigenden Heilerfolg mein besonderes Interesse erregen mussten, nämlich einmal das geradezu momentane und vollständige Geruchloswerden der übelriechenden Affektionen und ferner die oft in geradezu verblüffendem Grade bei stark geschwellten und entzündeten Wundpartien innerhalb - weniger Stunden eintretende, äusserst merkwürdige Abschwellung, die sie häufig in einem solch überraschenden Grade geltend machte, dass sich die Haut in Falten und Runzeln legte.

Was nun die **desodorisierende Wirkung** der Erde oder des Tons anlangt, so musste ich mich einerseits daran erinnern, das in der Hygiene diese Erscheinung im allgemeinen längst bekannt war, wobei ich nur das Wort »Erdklosett" erwähne, andererseits konnte ich angesichts dieser immer wieder in der promptesten Weise auftretenden Erscheinung des Geruchloswerdens der mit Ton (Lehm, Bolus) bedeckten übelriechenden Körperstellen keinen Augenblick darüber in Zweifel sein, dass es sich hier um direkte Hemmwirkung auf die Bakterientätigkeit und speziell auf Bakterienvermehrung handelte; denn der üble Geruch, der sich bei der Fäulnis und dem Zerfall organischer Substanzen, seien dies nun faulende tote tierische Körper oder Körperteile oder seien es Zerfallprozesse am lebenden Körper (eiternde Wunden, Geschwüre, Gangräne), geltend macht, kann doch wohl ausschliesslich nur auf Bakterienarbeit zurückgeführt werden[1]. Bei der Bakterientätigkeit im vorgemeinten Sinne werden eben Kohlenwasserstoffe frei und müssen nach einem Naturgesetz frei werden[2], geradeso wie solche frei werden bei der Erhitzung und Verbrennung z. B. von Steinkohlen; Bakterienarbeit ist ja nichts anderes als langsame Verbrennung. Das sind ganz ausgemachte Dinge, die längst Gemeingut der naturwissenschaftlich Gebildeten geworden sind.

Diese immer wieder zu beobachtende und mit der Sicherheit eines physikalischen Experimentes stets wiederkehrende Erscheinung des momentanen Geruchloswerdens einer jauchigen Wunde bei Umhüllung mit Boluspulver musste mir nun für meine weiteren Untersuchungen und Heilversuche in dieser hochwichtigen Frage zu einem wertvollen Fingerzeig werden.

Freilich war mit der Erscheinung, dass faulendes Organisches durch Einhüllung in Tonpulver geruchlos wird und auch mit der weiteren,

---

[1] „Unter Fäulnis versteht man jede durch Spaltpilze hervorgebrachte unter Bildung übelriechender Substanzen verlaufende Zersetzung" Lehmann, bakt. Diagnostik. II. Teil. 1. Aufl. pag. 76.

[2] Ich habe schon wiederholt gelegentlich der Sektion faulender Leichen die durch eine feine Stichöffnung des Bauches und besonders des Hodensackes ausströmenden Gase zu einer minutenlang brennenden Flamme entzünden können; eine längst bekannte Erscheinung.

jedenfalls richtigen Annahme meinerseits, dass dieses Geruchloswerden auf momentane Hemmung der Bakterientätigkeit und speziell der Bakterienvermehrung zurückzuführen ist, die eigentliche Ursache dieser eigenartigen Toneinwirkung auf die Bakterien noch nicht völlig geklärt und in der Beurteilung diese speziellen Frage befand ich mich zunächst in einem bedauerlichen Irrtum, der, wie wir im Verlaufe dieser Abhandlung noch sehen werden, weitere Kreise gezogen hat.

Dass das **Tonpulver die Bakterien etwa tötet,** habe ich natürlich niemals auch nicht entfernt annehmen können, sondern ich glaubte anfänglich, dass der überraschende Nachlass der Erscheinungen bei Anwendung des Tonpulvers auf eine durch das trockene Tonpulver auf Wunden und Wundbakterien **ausgeführte Wasserentziehung** zurückzuführen sei. Waren doch die schon mehrfach erwähnten plötzlichen Abschwellungserscheinungen septisch infiltrierter Gewebe wiederholt so auffallend, dass ich daran denken musste, einen Versuch zu machen, wie sich tote tierische Gewebe, z. 13. Muskelstücke etc., bei Einlagerung in dieses trockene Tonpulver verhalten würden.
Meine Versuche in dieser Hinsicht habe ich bereits in meiner ersten Arbeit vom Jahre 1898 niedergelegt. Ich will nur aus dieser Arbeit hier kurz erwähnen, dass. sich diese Versuche höchst überraschend gestalteten; es welkten z. B. Fleisch- und Leberstücke vom Rinde binnen weniger Tage zu ganz trockenen Gebilden zusammen, die in den nächsten Tagen und Wochen eine steinharte Beschaffenheit annahmen. (Siehe meine erste Abhandlung.)

Bei diesem merkwürdigen Verhalten des trockenen Boluspulvers frischen Muskelstücken gegenüber musste ich noch mehr in der Meinung bestärkt werden, dass dem Pulver die Eigenschaft der Wasserentziehung auf die eingelagerten Gewebe und so auch auf die infizierten Wunden in besonderem Grade zukommen und dass sich auf diese Weise die beobachtende überraschende Heilwirkung erklären lasse. „Diese alle und jede Feuchtigkeit ununterbrochen fortleitende Eigenschaft des Tons erscheint eben auch zum Zwecke der Wundbehandlung als die allerwichtigste; denn wo keine Feuchtigkeit, da keine Bakterienwirkung, da keine entzündliche Reaktion", so wörtlich in meiner ersten Abhandlung.

Zur Geschichte der Anwendung von Heilerde

Es war nun selbstverständlich, dass mich hei der ganzen Sachlage und bei diesen überraschend günstigen Erfolgen in mehrfacher Hinsicht die weitere Frage lebhaft interessieren musste, ob denn das Boluspulver etwa schon früher im Arzneischatz und speziell in der Wundbehandlung irgendwelche besondere Rolle gespielt habe, und ich war nun nicht wenig überrascht, in einer Enzyklopädie des allgemeinen Wissens unter „ Bolus« ungefähr folgendes verzeichnet zu finden: „Bolus (lemnische Erde, Sphragid, früherer Name von Tonen, die zu medizinischen Zwecken benutzt wurden. Ihre Anwendung bei verschiedenen Krankheiten reicht ins Altertum hinauf. Besonders stand die lemnische Erde als Heilmittel in hohem Rufe. Der armenische oder morgenländische Bolus ist höchst feinerdig und fettig. Aus Armenien selbst kommt dieser Bolus nicht mehr wie in älteren Zeiten nach Europa; wohl aber geht er von da stark nach Indien, wo er noch medizinische Anwendung findet."

Dass diese vorstehende Angabe der Literatur, soweit sie mir in meinem ländlichen Aufenthalte gerade zur Verfügung stand, für mich unter den gegebenen Verhältnissen ganz ausserordentlich interessant sein musste, bedarf keiner weiteren Erörterung.

Soweit stand ich nun in meinen Untersuchungen in der vorwürfigen Frage im Spätherbst des Jahres 1898, um welche Zeit ich dann auch das bisher Beobachtete unter dem Titel „Die Verwendbarkeit des Tons (Bolus) als antiseptisches und aseptisches Verbandmittel" in der M.M.W.[1] veröffentlichte.

Noch ehe die Arbeit im Druck erschienen war, nahm ich Gelegenheit, dem leider der Wissenschaft viel zu früh entrissenen Münchener Hygieniker Professor Buchner, den ich aus bakteriologischen Kursen gelegentlich meiner Vorbereitung zum Physikatsexamen (1885) näher kannte, von meinen Beobachtungen ausführliche mündliche Mitteilungen zu machen. Buchner interessierte sich für die Sache sofort in hohem Grade; er beauftragte seinen Assistenten, den da-

---

[1] M.M.W. steht für Münchener Medizinische Wochenschrift

mals zum Münchener hygienischen Institut kommandierten Oberarzt Dr. Megele, mit der Nachprüfung meiner Versuche in bezug auf die Einwirkung des trockenen Tonpulvers auf tote tierische Substanzen und Megele konnte das Resultat seiner Untersuchungen bereits in der Nummer 12 des Jahrgangs 1899 der Münchener Medizinische Wochenschrift M.M.W.[1] gleichfalls unter dem Titel „Über die Verwendbarkeit des Tons als antiseptisches und aseptisches Verbandmittel" niederlegen. Auf diese äusserst fleissige Arbeit Megeles muss ich hier ausdrücklich verweisen und sie eingehender Durchsicht empfehlen. Auch Megele kam in Übereinstimmung mit Buchner zu der damals noch von mir selbst vertretenen Annahme, dass dem feinen Tonpulver die Eigenschaft der Wasserentziehung auf eingelagerte feuchte Substanzen in besonderem Grade zukommen müsse. Unter anderem bemerkt Megele in seinen Schlussausführungen: „Bakterienwachstum kann ohne ein gewisses Mass von Wassergehalt im Substrat nicht stattfinden, noch weniger kann es zu Gärungs- und Fäulnisvorgängen kommen. Es ist daher nicht zu bezweifeln, dass bei einer mit Bolus bedeckten Wunde die minimalsten, aus der Wundfläche hervortretenden Sekretmengen sofort infolge der aufsaugenden und austrocknenden Wirkung des Bolus ihre Eignung als Nährböden für Bakterien einbüssen und dass somit der Bolus als Wundverbandmittel eine antiseptische und aseptische Wirkung recht wohl zu äussern imstande sein wird".

Auf den weiteren sehr interessanten physikalischen und experimentellen Teil der Arbeit Megele's will ich hier nur nachdrücklich hingewiesen haben, während ich mir nicht versagen kann, den historischen Teil dem Wortlaute nach hier zu reproduzieren, den Megele angeregt durch die in meiner eigenen Abhandlung erwähnte Bedeutung des Bolus im Arzneischatz der Alten in wohl ziemlich mühevoller Weise aus der Literatur zusammengetragen hat. Megele schreibt wörtlich:

„Im Anschluss an das Vorhergehende erscheint es nicht uninteressant, die Geschichte des Bolus etwas zu beleuchten, der von der hohen Stellung, welche er im Arzneischatze der Alten einnahm, nunmehr zu einem blossen Pillenkonstituens degradiert ist und zugleich gelegentlich auf die Gründe hinzuweisen, welche dieses Herabsinken in Vergessenheit verursacht haben.

Einer der ersten, der des Bolus als Arzneimittel Erwähnung tut, ist Diosocrides (ungefähr zu Beginn der christlichen Zeitrechnung berühmter Arzt in Cilizien). Er beschreibt im 5. Buche seiner Materia medica verschiedene Bolusarten, so die Terra sigillata vel lemnia, Terra aegyptiaca, Terra samia, Terra cimolia, Terra ampelitis, denen er folgende therapeutischen Eigenschaften zuerkennt:

„Jede in der Heilkunst angewendete Erde besitzt adstringierende Kräfte und wird in kühlender und zusammenklebender Absicht gebraucht. Jede der Erden besitzt etwas Eigentümliches und ist vor den anderen nützlich, ausserdem ist auch die Art ihres Gebrauches und ihrer Zubereitung eine verschiedene. Die Terra aegyptiaca adstringiert, kühlt, erweicht, füllt die Geschwüre mit Fleisch aus und klebt die Wunden bei ihrem ersten Entstehen zusammen. Wenn sie mit Wasser oder Rosenöl vermischt, auf entzündete Brüste und Hoden aufgelegt wird, so mildert sie die Entzündung derselben und unterdrückt den Schweiss." Er empfiehlt sie dann bei Magenkrankheiten und Geschwüren der Augen, namentlich mit Milch angewandt.

„Die Terra cimolia auf eine Verbrennung gleich nach ihrer Entstehung aufgelegt, ist von Nutzen und schützt die verbrannte Stelle vor Blasenbildung, auch wird sie bei Rotlauf angewendet. Mit Cereaten[1] verbunden, zerteilt diese Erde Kröpfe und ist bei der Gicht von Nutzen. Beim grünen Pflaster dient sie als Konstituens und die Maler bedienen sich ihrer, uni die Farben der Gemälde länger zu erhalten, die nicht leicht durch dieselben verschwinden."

Von der Terra lemnia rühmt er die ausgezeichnete Kraft gegen tödliche Gifte sowie deren Anwendung hei Stichen und Bissen giftiger Tiere. Sie wird nach ihm am Gewinnungsorte mit Ziegenblut vermischt.

Dies gab dem bekannten Arzte und Philosophen Galenus (113 n. Chr.) Veranlassung, sich die Art der Gewinnung und Zubereitung in Lemnos an Ort und Stelle zu besehen.

---

[1] Gemeint sind wahrscheinlich gemahlene Getreidekörner, Mehl (Anm. d. Herausgebers)

Ein Zeichen dafür, welch hohen therapeutischen Wert man damals dieser Erde beimass, ist der Umstand, dass Galenus die Erfindung der Opiumbereitung dem Hermes Trismegistos, dem Lehrer des Askulap zuschrieb, die Ehre der Entdeckung des armenischen Bolus, sowie dessen Anwendung als Arzneimittel aber dessen Schülern zuerkennt.

Seinen Aufenthalt auf der Insel Lemnos schildert er im 8. Buche De simpl. medicament. facultatibus, wie folgt:

„Ich sah mich (in Lemnos) um, zu erforschen, ob wohl in früherer Zeit dieser Erde Bocks- oder Ziegenblut beigemischt wurde. Dieses kam einigen einsichtsvollen Personen durch andere, die die Erde sammeln, zu Ohren, sie lachten alle über mich, die diese meine Frage hörten. Es waren keine Leute vom Pöbel, sondern unterrichtete Leute, die mit den Begebenheiten und der alten Geschichte des Landes, sowie mit vielen anderen Dingen ganz vertraut waren. Von einem derselben erhielt ich auch ein Buch, bei allen möglichen und unmöglichen Krankheitsfällen rief nun eine Polemik gegen ihn hervor, in welcher die Verteidiger des Bolus schliesslich unterlagen."

So schreibt Barth. Ludwig Tralles, Arzt in Breslau in seinem Examen rigorosius virium, quae terreis medicamentis tribtiuntur, Vratisl. 1740:

„Zuvörderst verdanken wir dem neueren Zeitalter eine gründliche Würdigung des Gebrauches erdiger und die Säure verschluckender Mittel, die man ehemals übertrieben gepriesen und gemissbraucht hatte …" „Bolus und Siegelerde etc., kurz alle unauflöslichen Ton- und Kieselerden, wurden als unnütz oder schädlich angegeben und die genaue chemische Prüfung dieser für spezifisch gehaltenen Mittel verbreitete richtigere Grundsätze über ihren Gebrauch." Ebenso entschieden machte Nils Rosen in seiner Schrift. De medicamentis absorbentibus eorumque perverso usu, Ups. 1739 gegen den Bolus Front, während Haen hauptsächlich gegen dessen Anwendung bei „hitzigen" Krankheiten eiferte.

Das energische Auftreten dieser und anderer Männer in Wort und Tat gegen den Missbrauch mit diesem alten Arzneimittel und zum Teil überhaupt gegen die Anwendung desselben, die Misserfolge in vielen Fällen, die für eine solche Behandlung nicht geeignet waren, die Fortschritte in der Chemie, die Einführung moderner Mittel brachen nun den Stab über die Siegelerde, die länger als 2000 Jahre eine wichtige Rolle im Arzneischatze der verschiedenen Völker gespielt hatte.

Das 19. Jahrhundert kennt sie nurmehr als Pillen- und Pastenkonstituens und beschränkt sich seine sonstige Anwendung auf die wenigen Fälle, wie ich sie eingangs erwähnt habe.

In dem Lehrbuche der Pharmakognosie[1] von Albert Wigand, 1879, wird der verschiedenen Arten Erwähnung getan und das Kapitel mit dem Satze geschlossen: „Überhaupt ist die Unterscheidung von Sorten nach Ursprungsgegenden unwichtig geworden, da wir charakteristischen Bolus in sehr zahlreichen Gegenden kennen, zu geschweigen, dass das ganze Mineral gegenwärtig medizinisch wertlos ist".

Meine eigene Publikation vom Spätherbste 1898hatte nun bei verschiedenen Praktikern eine für mich sehr erfreuliche Beachtung gefunden. Schon zu Beginn des Jahres 1899 erschien eine Arbeit von Langemak (aus dem Diakonissenkrankenhaus zu Kaiserwert a/Rh., zur Frage über die Verwendbarkeit des Tons als aseptisches und antiseptisches Verbandmittel, M.M.W.[2] Nr. 4, 1899), in welcher besonders die austrocknende, sekretionsbeschränkende Eigenschaft des Bolus anerkannt wird. Auch Langemak beobachtete die desodorisierende Wirkung des Pulvers sowie die Eigenschaft „durch Austrocknen die Haut über eitrigen Amputationsstümpfen zum Schrumpfen und zur Faltenbildung zu bringen und dadurch die Überhäutung zu beschleunigen."

Als zweite Arbeit aus der Praxis erschien die Publikation von Horn („Über Nabelschnurbehandlung der Neugeborenen" aus der Provinzialhebammenlehranstalt zu Köln a/Rh.), der den Bolus sehr warm zur Behandlung der Nabelschnur bei Neugeborenen empfiehlt und der nicht minder die eigenartig austrocknende und antiseptische Wirkung des Pulvers bestätigt.

Gleichzeitig mit dieser Arbeit erschien ein Artikel aus der **Nervenheilanstalt Neufriedenheim bei München** von dem ehemaligen Assistenten dieser Anstalt Dr. Hans Fischer, in welchem die vorzüg-

---

[1] Pharmakognosie bedeutet Drogenkunde (Anm. d. Herausgebers)
[2] M.M.W. steht für Münchener Medizinische Wochenschrift

liche Brauchbarkeit des Tonpulvers hervorgehoben wurde. Fischer bemerkt unter anderem: „der Erfolg der Anwendung war verblüffend, der Geruch verschwand vollständig, die Sekretion verminderte sich, etc." und weiter bemerkt noch Fischer: „Dieser Fall zeigt klar die eminente Bedeutung des Tons als Verbandmaterial. Nachteile konnten wir keine beobachten, wir wären schon zufrieden gewesen, wenn uns weiter nichts gelungen wäre als die **Desodorisierung;** so hatte uns aber das Pulver einen durchaus hoffnungslosen Fall zur Heilung gebracht". In Nr. 14 der M.M. W.[1] teilt dann Georgii mit, wie er veranlasst gewesen sei, auf meine, des Verfassers, Empfehlung hin den Ton bei Endometritis mit überraschend günstigem Erfolge anzuwenden und in der gleichen Nummer der M.M. W. berichtet Höpfl über die Behandlung eines Falles von Uteruskarzinom der Gebärmutter, wo durch das Boluspulver geradezu „verblüffend" günstige Erfolge in bezug auf Geruchlosmachung der vorher für das Pflegepersonal so überaus lästigen Erkrankung erzielt wurde.

Soweit war die mich fortgesetzt auf das Lebhafteste interessierende Frage über die Brauchbarkeit des Tons zur Wundbehandlung gediehen, als am 1. Juni 1899: nach einer 19 jährigen Tätigkeit in angestrengter Landpraxis, meine Ernennung zum Landgerichts-Arzt in Würzburg wie auch zum a. o. Professor für gerichtliche Medizin an der Universität erfolgte.

Wenn ich nun auch von jetzt ab einer lebhafteren praktischen ärztlichen Tätigkeit entrückt war, so hatte ich in meiner gleichzeitigen Funktion als Gefängnis-Arzt am Landgerichte Würzburg immerhin nicht allzu selten Gelegenheit, die praktische Anwendung des Mittels bisher erwähntem Sinne zu betätigen, immer mit relativ vorzüglichen Erfolgen, die mich zu ausgedehnteren Versuchen anspornten und die vor allem auch mein lebhaftestes Interesse für die theoretische Seite der ganzen Frage wach hielten.

Gerade in letzterer Hinsicht habe ich nun hier zu bemerken, dass mich alsbald die von mir zuerst aufgestellte und dann auch von Buchner und seinem Assistenten Megele wie von den übrigen Nachprüfern des Mittels einmütig übernommene Anschauung, dass die

---

[1] M.M.W. steht für Münchener Medizinische Wochenschrift

Wirkung des trockenen Tonpulvers auf die Wunden und die Bakterien im Wesentlichen im Sinne einer Feuchtigkeitsentziehung aufzufassen sei, keineswegs mehr. befriedigen konnte, aus nachfolgenden mehrfachen triftigen Gründen:

Beim Verbinden kleiner übelriechender Fingerwunden, speziell auch einiger sogen. Maschinenamputationen der Fingerglieder, sah ich mich gelegentlich veranlasst, den Ton in Form eines dicken Breies aufzutragen und wie einen Gipsbrei um das Glied herum oder in Form einer Haube über die Fingerkuppe aufzustreichen, und da bemerkte ich dann bei dieser feuchten Anwendung eine im allgemeinen gleich vorzügliche Wirkung, wie bei der Anwendung des trockenen Boluspulvers und mit dieser Wahrnehmung musste natürlich mein Glaube, dass die antiseptische Wirkung des Tons auf Austrocknung beruhe, erschüttert sein.

Ferner musste ich schon alsbald nach meiner ersten Publikation auch deshalb an der Richtigkeit meiner ursprünglichen Annahme zweifeln, weil die desodorisierende Wirkung des Mittels auf grossen **jauchigen, höchst übelriechenden Affektionen** geradezu eine blitzartige, ganz momentane war; noch in derselben Sekunde der Überschüttung der betreffenden Wundpartien mit reichlichem Tonpulver **war jeglicher Geruch wenigstens auf einige Zeit lang verschwunden**[1] und so schnell konnte doch den Bakterien die Feuchtigkeit zu ihrer Vermehrung und septischen Tätigkeit nicht entzogen werden, und vollends musste ich schon auch um deswillen die Theorie der „Wirkung durch Austrocknung" aufgeben, weil ich ja schon von vorneherein mich bei meinen ersten Versuchen mit dein Tonpulver von der oben näher dargelegten Erwägung leiten liess, dass die Vermengung der Bakterien oder bakterienhaltigen Substanzen (Wunden) mit Ton (Erde) an und für sich eine Hemmung auf die Bakterientätigkeit ausübe.

War dem aber so, kam wirklich dem Tonpulver als solchem, ob nun feucht oder trocken angewendet, diese Beeinflussung der Bakterientätigkeit zu, dann erschien andererseits freilich die Heilwirkung des Tons auf septischen Wunden in einem ganz unvergleichlichen Lichte; es stand eben dann für mich fest, dass diese eminent günstige Wundreaktion, die wir oben unter dem Bilde eines ganz überraschend schnellen Entzündungsrückganges der septisch infiltrierten Gewebe oder aber in einem zuverlässigen aseptischen Schutz bei frischen Wunden kennen gelernt haben, **auf direkte Beeinflussung der Bakterientätigkeit im Sinne einer Hemmung der Bakterienvermehrung zurückzuführen sei und es war dann für die Folge stets die gleichgünstige Wirkung sowohl bei trockener als bei feuchter Anwendung des Bolus, überall wo Bakterientätigkeit in Betracht kam und wo die Bakterien mit dem Tonpulver erreicht werden konnten, zu erwarten.**

Und ich habe mich, wie der weitere Verlauf meiner Untersuchungen zeigen wird, in dieser Annahme nicht getäuscht. Hier will ich nur noch einfügen, dass ich sozusagen zur Befestigung meiner Meinung über die Art der Tonwirkung auf die Bakterien und darüber, dass sie nicht im Sinne einer Austrocknung aufgefasst werden dürfe, noch mehrfache anderweitige Versuche anstellte, ungefähr folgender Art: Tränkt man ein kleines etwa haselnussgrosses Kügelchen zusammengeballter Watte in einer fauligen übelriechenden Flüssigkeit z. B. in ammoniakalischer Zersetzung begriffenem Harn und überschüttet man diese übelriechende Watte in reichlicher Menge mit Boluspulver oder bettet man sie vielmehr in Pulver förmlich ein, so wird die Watte sofort völlig geruchlos. Den gleichen Effekt konnte ich hiergegen auch nicht annähernd in gleichem Grade erzielen durch Aufschütten einer ganzen Reihe anderer pulverartiger Körper (z. B. Borsäure, Buchenholzasche, Magnesia usta, Weizenmehl, feingepulvertem Zucker etc.) denen man doch auch in mehr oder weniger ausgesprochenem Grade die Fähigkeit der Feuchtigkeitsaufsaugung oder einer spezifisch antibakteriellen Wirkung z. B. bei der Borsäure im allgemeinen zumessen muss. Tauchte man hingegen ein Wattekügelchen in anderweitige stark riechende aber nicht in fauliger Zersetzung begriffene Flüssigkeit, z.B. Salmiakgeist, Chloroform, etc., so vermochte der noch so reichlich übergeschüttete Bolus ebensowenig als irgend ein anderes pulverartiges Medium die Geruchwirkung einzudämmen. Um eine einfache Verdeckung des üblen Geruches der jauchigen Wunde konnte es sich also beim Gebrauch des Tons auch nicht handeln.

Es stand also für mich allmählich, um es nochmals zu wiederholen, absolut einwandfrei fest, **dass dem Ton an und für sich, ganz gleichgültig, ob feucht oder trocken angewendet, eine Hemmwirkung auf die Bakterientätigkeit in ganz ausgezeichneter** und nie versagender Weise zukomme und mit dieser so eminent wichtigen Tatsache war für mich logischerweise die weitere Folgerung gegeben, dass das Boluspulver in irgendwelcher Form in den Verdauungskanal einverleibt die gleiche antibakterielle Wirkung ausüben müsse wie auf septische und eiternde Wunden. Wie oft habe ich mich in dieser Periode meiner Bolusuntersuchungen immer wieder mit der Reflexion abgefunden: **Ja es ist so, es muss so sein, es handelt sich um die hemmende Einwirkung der feinverteilten unveränderlichen anorganischen Substanz (des Bolus) auf die Bakterien; sie können bei Anwendung des Mittels in genügender Menge weder auf Schleimhaut noch auf Wunden ihre Tätigkeit nicht entfernt in dem Grade entfalten, wie es ohne Anwendung des Tonpulvers der Fall wäre, und eine solche erhebliche einschränkende Wirkung auf die Bakterien genügt eben, um deren sonst zu erwartende destruierende Tätigkeit hintanzuhalten.** Hier gestehe ich nun offen, dass mir eigentlich schon jahrelang, schon alsbald von meinen ersten Bolusversuchen an, der Gedanke an die mögliche innerliche Anwendung des Tons immer in grossen wenn auch noch unbestimmten Umrissen vorgeschwebt hatte, nachdem ich etwa im Jahre 1887 von „erdeessenden wilden Völkerschaften" gelesen hatte, und zwar in Alexander v. Humboldt's Ansichten der Natur, 1. Bd. Stuttgart Cotta 1859 pag. 163. Ich kann es mir nicht versagen, die merkwürdigen im allgemeinen freilich nicht unbekannten Mitteilungen Humboldt's hier ausführlich wiederzugeben in Rücksicht auf die eigenartige Illustration, die diese Übung d es Erdeessens in meinen späteren Ausführungen erfährt:

„An den Küsten von Cumana, Neu-Barcelonas und Caracas, welche die Franziskaner-Mönche der Guyana auf ihrer Rückkehr von den Missionen besuchen, ist die Sage von erdeessenden Menschen am Oirinoko weit verbreitet. Wir haben am 6. Junius 1800 auf unserer Rückreise von dem Rio Negro, als wir in 36 Tagen den Orinoko herabschifften, einen Tag in der Mission zugebracht, die von erdeessenden Otomaken bewohnt wird. Die Erde, welche die Otomaken verzehren, ist ein fetter milder Letten, wahrer Töpferton von gelblich-blauer Farbe mit etwas Eisenoxyd gefärbt. Sie wählen ihn sorgfältig aus und suchen ihn in eigenen Bänken am Ufer des Orinoko und Meta. Sie unterscheiden im Geschmack eine Erdart von der anderen, denn aller Letten ist ihnen nicht gleich angenehm. Sie kneten diese Erde in Kugeln von 4-6 Zoll Durchmesser zusammen und brennen sie äusserlich bei schwachem Feuer, bis die Rinde rötlich wird. Beim Essen werden die Kugeln wieder befeuchtet. Diese Indianer sind größtenteils wilde, Pflanzen besonders verabscheuende Menschen

Es ist ein Sprichwort unter den entferntesten Nationen am Orinoko von etwas recht Unreinlichem zu sagen:

„So schmutzig, dass es der Otomake isst."

Solange der Orinoko und der Meta niedriges Wasser haben, leben diese Menschen von Fischen und Schildkröten; schwellen die Ströme periodisch an, so hört der Fischfang auf; denn im tiefen Flusswasser ist es so schwer als im tiefen Ozean zu fischen. In dieser Zwischenzeit, die 2-3 Monate dauert, sieht man die Otomaken ungeheure Mengen Erde verschlingen. Wir haben in ihren Hütten grosse Vorräte davon gefunden, pyramidale Haufen, zu welchen die Lettenkugeln zusammengehäuft waren. Ein Indianer verzehrt, wie uns der verständige Mönch Fray Ramon Busno aus Madrid gebürtig (der 12 Jahre lang unter diesen Indianern gelebt) versicherte, an einem Tage 3/4 bis 5/4 Pfund. Nach der Aussage der Otomaken selbst ist diese Erde in der Epoche der Regenzeit ihre Hauptnahrung; ja sie sind nach dem Letten so lüstern, dass sie selbst in der trockenen Jahreszeit, wenn sie Fischnahrung genug haben, doch als Leckerbissen täglich nach der Mahlzeit etwas Erde verzehren"'

„Der Franziskaner-Mönch, welcher als Missionar unter ihnen lebte, versichert, dass er in dem Befinden der Otomaken während des Erdverschlingens keine Veränderung bemerkte. Die einfachen Tatsachen sind also diese: Die Indianer verzehren grosse Quantitäten Letten, ohne ihre Gesundheit zu schädigen. Sie selbst halten die Erde für einen Nahrungsstoff, d. h. sie fühlen sieh durch ihren Genuss auf lange Zeit gesättigt.

Sie schreiben diese Sättigung dem Letten, nicht der anderweitigen sparsamen Nahrung zu, welche sie neben der Erde sich hier und da zu verschaffen wissen. Befragt man den Otomaken nach seinem Wintervorrat (Winter pflegt man im heissen Süden Amerikas die Regenzeit zu nennen), so zeigt er auf die Erdhaufen in seiner Hütte. Aber diese einfachen Tatsachen entscheiden noch gar nicht die Fragen: Kann der Letten wirklich Nahrungsstoff sein? Können Erden assimiliert werden oder dienen sie nur als Ballast im Magen? Dehnen sie nur die Wände des Magens aus oder verscheuchen sie nur den Hunger? Über alle diese Fragen kann ich nicht entscheiden".

Humboldt fährt weiter: „Es wird von manchen behauptet, die Lettenkugeln seien mit Krokodilfett innigst vermengt. Die Erde aber, welche wir mitgebracht und chemisch untersuchen liessen, ist ganz rein und ungemengt. Dass die Otomaken durch den Genuss von so vieler Erde nicht erkranken, scheint mir besonders auffallend. Ist dieses Volk seit vielen Generationen an diesen Reiz gewohnt?"

„In allen Tropenländern haben die Menschen eine wunderbare, fast unwiderstehliche Begierde Erde zu verschlingen und zwar besonders fetten, stark riechenden Letten. Kinder muss man oft einsperren, damit sie nicht nach frisch gefallenem Regen ins Freie laufen und Erde essen. Die indischen Weiber, welche am Magdalenenflusse im Dörfchen Banco Töpfe drehen, fahren, wie ich mit Bewunderung beobachtete, während der Arbeit mit grossen Portionen Letten nach dem Munde".

„Warum ist in den gemässigten und kalten Zonen diese Begierde nach Erde um so viel seltener?" fragt Humboldt und fährt fort: „Man darf dagegen behaupten, dass in den Tropenländern aller Weltteile das Erdeessen einheimisch ist. Auf der Insel Java sah Labillatiére in den Dörfern kleine viereckige rötliche Kuchen verkaufen. Die Eingeborenen nennen sie in ihrer Sprache kurzweg Erde. Als er sie näher untersuchte, fand er, dass es Kuchen von rötlichem Letten waren."

„So finden wir das Erdeessen in der ganzen heissen Zone unter trägen Menschenrassen verbreitet, welche die herrlichsten und fruchtbarsten Teile der Welt bewohnen."

Diese höchst interessanten Mitteilungen Alexander v. Humboldt's fielen mir bei meinen Untersuchungen und Versuchen mit dem Boluspulver immer wieder bei. Bereits im Manuskript meiner ersten Abhandlung (1898) hatte ich auf diese weit verbreitete Erscheinung des Erdeessens Bezug genommen und mich dahin ausgesprochen, dass es sich vielleicht bei dieser eigenartigen Übung „der Tropenvölker" um eine instinktive Desinfektion des Verdauungstraktes handeln könnte. Auf Wunsch der Redaktion der M.M.W.[1] habe ich dann diesen Passus bei einer vorgenommenen Kürzung meiner Arbeit gestrichen.

Nunmehr aber, nachdem ich der festen Überzeugung war, dass die von mir so vielfach beobachteten Hemmungsvorgänge auf die Bakterien bei Anwendung des Tons im wesentlichen nur auf dessen anorganische Beschaffenheit zurückgeführt werden können, drängte es mich immer mehr, der Frage der innerlichen Anwendung des Tons näher zu treten.

Brechdurchfall

Mit einer anfänglichen Schüchternheit und Vorsicht, über die ich mich heute höchlichst wundern muss, begann ich nun selbst, kleine Mengen von Tonpulver in Oblaten eingehüllt zu mir zu nehmen. Die Erscheinungen, die ich dabei bei allmählicher Steigerung der eingenommenen Menge an mir beobachtete, waren höchstens die eines völlig ungestörten Wohlbefindens. Meine Vorstellungen, dass dem Ton innerhalb des Darmtraktes unbedingt in der gleichen Weise eine die Bakterienvermehrung hemmende Wirkung bei genügenden Quantitäten zukommen müsse, wie ich sie bei der äusseren Anwendung so vielfach und in so überzeugender Weise beobachtet hatte, verdichteten sich immer mehr und im Frühjahr des Jahres 1900, nach einer einjährigen Tätigkeit als Gerichtsarzt, war ich mit mir einig, dass ich bei der nächsten mir vorkommenden Erkrankung von Brechdurchfall das Mittel innerlich versuchen müsse.

Und welch merkwürdiger Zufall! Die erste geeignete Gelegenheit, die sich mir zur Anwendung bot, betraf **meine eigene Mutter**. Die unweit Würzburg wohnende, nunmehr 81 jährige Greisin war am 3. Juni 1900 um Mitternacht an **heftigem Brechdurchfall** plötzlich erkrankt. Die Erscheinungen — waren keine beängstigenden, doch immerhin derart, dass man sich veranlasst sah, mich in früher Morgenstunde an das Krankenbett meiner Mutter zu rufen. Der Zustand war ein ziemlich typischer: wiederholtes heftiges Erbrechen mit star-

---

[1] M.M.W. steht für Münchener Medizinische Wochenschrift

kem Durchfall, ausgesprochene, wenn auch nicht allzuheftige Muskelkrämpfe, zunächst noch kein besonderer Kollaps. Ich reichte nun der Patientin in unmittelbarer Reihenfolge sechs Oblaten mit Boluspulver, soviel ich in denselben unterbringen konnte, mit je einem Schluck frischen Wassers. Der Erfolg war insofern höchst überraschend, als sofort jede Brechneigung wie auch alle Kolikerscheinungen nachliessen. Nach einer halben Stunde reichte ich abermals die gleiche Menge des Pulvers, ohne dass in der Zwischenzeit auch nur eine Spur der vorausgegangenen Erscheinungen sich geltend machte, und ich konnte nun die Patientin bei relativem Wohlbefinden verlassen. Am Abend des gleichen Tages wurde meiner Anordnung entsprechend die gleiche Menge nochmals verabreicht und am folgenden Tage konnte die Greisin als genesen gelten.

Schon wenige Tage später hatte ich Gelegenheit in Vertretung eines befreundeten Kollegen, die Gattin eines hiesigen Offiziers an der gleichen Affektion zu behandeln. Auch bei dieser Patientin waren die Erscheinungen die typischen und keine besonders schweren; immerhin aber war man, veranlasst, den Arzt zu rufen. Ich verordnete 30 g Bolus mit der Weisung, das Pulver möglichst rasch in Oblaten zu nehmen. Es war in den Vormittagsstunden. Als ich am Abend die Dame wieder besuchte, kam sie mir munter entgegen mit den Worten: „Hören Sie, das ist aber ein merkwürdiges Pulver ! Ich bin vollständig genesen. Ich habe die ersten Portionen in Oblaten genommen, dann habe ich es aber pur gegessen, es schmeckt ganz angenehm, gerade wie Zahnpulver." Damit war auch dieser zweite Fall in einer für mich sehr erfreulichen Weise erledigt.

Als dritter Fall kam nun einige Wochen später eine ganz ungewöhnlich schwere **Erkrankung an Brechdurchfall** bei einem 50 jährigen Gefängnisinsassen in Betracht. Der Mann, ein körperlich sehr heruntergekommener Vagabund, bot in frühester Morgenstunde, wo ich ihn zum erstenmal sah, bereits sehr schwere Allgemein-Symptome: Äusserst häufiges Erbrechen mit Durchfällen, späteren ausgesprochenen Reisswasserstühlen mit den heftigsten Muskelkrämpfen. Ich gestehe, dass ich mit einer gewissen Absicht zunächst von der Anwendung des Mittels absah. Ich verordnete die sonst bei Brechdurchfällen üblichen Mittel, Opiumpulver mit entsprechender

Diät, jedoch ohne jeden Erfolg. Als ich den Kranken gegen 5 Uhr nachmittags wieder sah durch ein unerwartetes Vorkommnis war ich verhindert gewesen, den Mann schon früher zu besuchen — traf ich ihn geradezu moribund. Er war mit klebrigem Schweiss bedeckt, jammerte und stöhnte ununterbrochen. Die Stimme war eigentümlich heiser und flüsternd, und dabei waren die Diarrhöen ganz ausserordentlich heftig. Zugleich konstatierte ich eine Achseltemperatur von 39,5. Es waren nun die den Kranken pflegenden Gefängnisaufseher nicht wenig überrascht, als ich den Auftrag gab, die Porzellanbüchse mit Bolus, den wir zur gelegentlichen Wundbehandlung vorrätig hielten, mit Oblaten herbeizuholen. Und nun verabreichte ich dem absolut hoffnungslos Erkrankten soviel Pulver in Oblaten, als er eben bei seiner grossen Schwäche mit Mühe und Not noch nehmen konnte, immerhin werden es 30 g Pulver gewesen sein. Es war nachmittags 5 1/4 Uhr. Ich verliess den Kranken stöhnend und jammernd, fast pulslos, mit eingesunkenen Augen, mit einem Wort, in einem Zustande, wie ich ihn früher für absolut hoffnungslos hätte erachten müssen. Ich wusste, dass wenn noch eine Wirkung zu erzielen war, dieselbe binnen kürzester Zeit sich geltend machen müsse. Bereits um 6 Uhr kam ich wieder ins Gefängnis und siehe! Ich kam eigentlich schon viel zu spät. Wer beschreibt meine Überraschung? Der Mann lag in Schweiss gebadet ruhig da. Die vorher kalten Extremitäten hatten sich erwärmt, der beim Weggehen kaum fühlbare Puls hatte sich gehoben. Auf meine Frage, wie es ihm gehe, erwiderte der arme Kranke nicht etwa „gut", sondern er flüsterte die Worte: „**Wer hat mir meine Schmerzen genommen?**" Man mag aus dieser Bemerkung des Kranken schliessen, welch heftige Muskelkrämpfe er gehabt haben musste. Dabei war noch das Merkwürdigste, dass die Temperatur nunmehr per rectum 35,8 betrug. Der schon erwähnte äusserst profuse Schweiss erinnerte mich lebhaft an die Krise eines schweren Pneumatikers. Ich liess nun dem Manne wiederholt so viel wie möglich von dem gleichen Pulver verabreichen und am anderen Abend konnte er als genesen gelten. Bei diesem vorzüglichen Erfolge bei einem überaus schweren Fall von **Cholera nostra**, als welche die betreffende Erkrankung zweifellos angesprochen werden musste, gab ich mich schon damals der festen Hoffnung hin, dass das Mittel auch bei der asiatischen Cholera von vorzüglicher Brauchbarkeit sein müsse.

Versuche und Erklärungen für die Wirkung

Gleichzeitig bestärkte mich andererseits die nun mehrfach bei Brechdurchfällen beobachtete vorzügliche Wirkung im höchsten Grade in der bereits geäusserten Uberzeugung, dass die antibakterielle Wirkung des Tonpulvers nicht auf Austrocknung oder Wasserentziehung zurückgeführt werde dürfe denn von solchen Vorgängen konnte doch im ganzen Darmtrakt bei den verhältnismässig geringen Quantitäten des Pulvers keine Rede sein, sondern dass dem Tonpulver an und für sich eben eine die Bakterienwirkung und Bakterienvermehrung hemmende Eigenschaft zukommen müsse, und zwar fand ich die eigentliche Ursache der ganzen Heilwirkung in dem physikalischen Charakter des Pulvers begründet. Meine Gedanken über die Sache waren nun folgende: Der Ton ist anorganische Substanz im prägnantesten Sinne in ausserordentlich feiner Verteilung. Er ist, wie die Mineralogie etc. lehrt, absolut unveränderlich, selbst der Lötrohrflamme gegenüber. Werden nun die Bakterien, sei es auf Schleimhautoberfläche oder auf Wunden, in genügend reichlicher Menge mit dem Pulver überschüttet, so wird ihnen, mag nun das Pulver feucht oder trocken sein, auf mehr oder weniger lange Zeit die Nahrung entzogen, die Bakterien werden auch unter sich räumlich getrennt, sie werden sozusagen von ihrem. Nährsubstrat abgehoben und in anorganische Materie eingebettet, und so erklärt sich der Nachlass der Entzündungserscheinungen bei Wunden und der schweren Krankheit oder kurz weg Vergiftungserscheinungen bei Brechdurchfällen. Ich muss es nochmals wiederholen, dass ich mich von da ab und in den darauffolgenden Jahren in der ganzen Frage mit der Reflexion abgefunden haben:

„Es ist die Wirkung der feinverteilten anorganischen Substanz".

Gerade weil mir diese Idee des Anorganischen bei der Boluswirkung so lebhaft vorschwebte, wollte es mir nicht weiter gefallen, dass ich bei der innerlichen Verabreichung des Pulvers dasselbe in Oblaten eingehüllt gab. Diese 6-10 Oblaten, die jeweils und zwar wiederholt notwendig waren, waren mir viel zu viel organische und zersetzungsfähige Substanz, die ich gerne eliminiert hätte. Der gelegentliche Versuch, das Pulver pur nehmen zu lassen, machte wiederholt Schwierigkeiten, nicht des Geschmackes wegen, der auf keinen Fall ein unangenehmer ist, sondern wegen wiederholt beobachteten heftigen Hustenreizes, der durch Einatmung des Pulverstaubes ausgelöst wurde[1]. Und so dachte ich unter anderem auch daran, das Pulver zu kleinen, etwa kirschengrossen Kugeln geformt nehmen zu lassen. Ich selbst versuchte das Verschlingen solcher Tonkugeln und kam dabei einmal mit meinem Schling— und Atmungswerkzeug in fast beängstigender Weise ins Gedränge und habe von da ab nie mehr den Ton in Form angefeuchteter Kugeln genommen. Immerhin lehrte mich diese vorerwähnte Idee eine anderweitige mich in hohem Grade interessierende Erscheinung in bezug auf die physikalischen Eigenschaften des Tonpulvers kennen. Wollte ich nämlich diese kleinen Tonkugeln in entsprechenden Quantitäten innerlich nehmen lassen, so musste ich mich bezüglich des Verhaltens dieser festen Massen im Wasser oder in mehr oder weniger flüssigen Medien informieren. Und da gewahrte ich bei den entsprechenden Versuchen nun folgendes merkwürdige Verhalten: Hängt man Tonkugeln oder Tonmassen, die vorher aus Tonbrei geformt und mehrere Tage hindurch an der Luft völlig getrocknet wurden, an einer Fadenschlinge ins Wasser, so gerät die Tonkugel nicht etwa in allmähliche Erweichung, wie man vermuten möchte, sondern es beginnt sofort im Momente des Eintauchens der noch so harten Tonkugel ein höchst merkwürdiger sich ganz gleichmässig allmählich vollzichender Zerfall durch explosionsartige Lostrennung von Myriaden von kleinen Tonteilchen; die Tonkugel ist im Momente nach dem Eintauchen in eine förmliche Wolke von feinsten Tonteilchen gehüllt, die dann in Form eines dichten Schneefalles zu Boden sinken. Ich habe mich seitdem viele dutzendmal mit diesem eigenartigen, mir wenigstens immer ausserordentlich interessant erscheinenden Na-

---

[1] Anm. d. Herausgebers: Das Einatmen von staubigen Substanzen, auch von Mineralerden, sollte vor dem Hintergrund der Feinstaubdiskussion auf jeden Fall vermieden werden.

turschauspiel befassen müssen, worin ich zugleich ein sehr wichtiges Moment im ganzen physikalischen Charakter der Ton-, Bolus- und Lehmarten erblicke. Des näheren bemerke ich über diese Erscheinungen noch folgendes: Je natürlicher die Austrocknung der feuchten Tonmassen vor sich gegangen ist, um so stürmischer erfolgt beim Eintauchen ins Wasser dieser vorbeschriebene eigenartige Zerfall. Er ist lebhafter im warmen als im kalten Wasser, was ganz natürlich erscheint; besonders lebhaft tritt auch diese Erscheinung zutage beim Eintauchen von harten Erdschollen des Ackerlandes, weil eben dort die Austrocknung am natürlichsten vor sich geht. Aus Tonbrei geformte und wiederholt stark ausgepresste und dann getrocknete Tonkugeln, werden diese Zerfallserscheinungen weit geringerem Masse zeigen. Ich habe für mich diese so stark ausgesprochene eigentümliche Erscheinung der gegenseitigen Lostrennung der Tonpartikelchen, die man fast als gegenseitige Abstossung bezeichnen möchte, mit dem Namen „Dissociation" (natürlich nicht im chemischen Sinne dieses Wortes) und „Dissociationsbestreben" der an einander gelagerten Tonpartikelchen" belegen zu dürfen geglaubt.

In bezug auf diese merkwürdige Erscheinung habe ich alle möglichen mir zugänglichen Tonarten untersucht, z. B. alle Lehmarten der Umgebung von Würzburg, den bekannten Ton von Klingenberg, die weissen und roten Bolusarten, immer und stets wiederholte sich das gleiche merkwürdige Naturschauspiel. Am zweckmässigsten stellt man das nette Experiment in der Weise an, dass man sich etwa apfelgrosse Kugeln aus dickem Tonbrei formt, ohne dieselben irgendwie zu pressen, die man dann in der Luft durch Wochen hindurch trocknet und nach entsprechender Trocknung, bei der sie etwa 70 % Wasser verlieren, mit einer Fadenschlinge in ein mittelgrosses Früchteglas mit Wasser hängt. Dabei gewahrt man dann noch, dass aus den zu Boden gefallenen überaus kleinen Tonteilchen ein ganzer Nebel von feinsten, Sonnenstäubchen ähnlichen Luftbläschen emporsteigt.

Das später zu erörternde, so ausserordentlich wichtige und merkwürdige mikroskopische Verhalten des Tons liess es mir geboten erscheinen, das vorerwähnte eigenartige Verhalten der geformten und getrockneten Tonmassen im Detail zu schildern.

Zunächst durfte ich aus dieser Erscheinung den Schluss ziehen, dass der Ton, in welcher Form immer auf feuchte, nässende oder eiternde Wunden oder auf die stark durchfeuchtete und entzündlich durchtränkte Magen- und Darmschleimhaut gebracht, sich mit den dort üppig wuchernden Bakterien infolge seiner physikalischen Beschaffenheit (Dissociation) sich auf das innigste vermengt und so jene Bakterien hemmende Eigenschaft betätigt, wie ich sie bei der Anwendung des Tons in feuchter oder trockener Form nun schon so vielfach beobachtet hatte.

Soweit waren also meine Untersuchungen und Versuche bezüglich der Heilwirkung des Bolus gegen Ende des Jahres 1900 gediehen; die Theorie der Tonwirkung auf Bakterien durch Austrocknung oder Wasserentziehung musste ich aus den dargelegten Gründen schon seit geraumer Zeit preisgeben und meine Schlussreflexion über die Tonwirkung auf die Bakterien gipfelte für damals und für die nächsten Jahre immer in dem Satze: Die Wirkung beruht in der feinverteilten anorganischen Substanz.

Diarrhöe bei Säuglingen

In den nächsten Jahren hatte ich relativ wenig Gelegenheit, die Bolus-Therapie zu betätigen. Immerhin aber waren die Erfolge sowohl bei der äusseren wie innerlichen Anwendung gleich vorzüglich und für immer weitere Versuche anspornend, so oft ich von dem Mittel in geeigneten Fällen Gebrauch machen konnte. Gelegentlich fing ich an, das Pulver bei dem Brechdurchfall der Säuglinge anzuwenden. In dieser Hinsicht war ich anfänglich in Verlegenheit, wie ich das Mittel einführen sollte. Zuerst verabreichte ich es in warmem Zuckerwasser in der Saugflasche, da ich Anstand nahm, den Bolus in kalter Aufschwemmung zu geben oder vielmehr an diese Art der Einverleibung überhaupt noch nicht dachte. Die Erfolge waren relativ vorzügliche. Es sei hier zunächst ein Fall geschildert, den ich dank der Freundlichkeit eines hiesigen Kollegen mit demselben gemeinsam behandeln konnte. Er betraf das vier Monate alte Söhnchen eines Bahnbeamten. Das Kind war schon bedeutend heruntergekommen und bot die typischen Symptome der **Sommerdiarrhöe der Säuglinge.** Am 25. Juni 1903 verabreichte ich dem Kinde in einer halben Saugflasche voll süssen warmen Wassers einen starken Teelöffel Boluspulver. Noch ehe ich dem Kinde die Saugflasche reichte, bemerkte ich in Anwesenheit der Mutter des Kindes und des mir befreundeten Kollegen folgendes: „Das Kind, das eben in unserem Beisein erbrochen hat, wird sicher sofort nicht mehr erbrechen,, es wird völlig ruhig werden und —vor Ablauf einer Viertelstunde schlafen. Ich machte geflissentlich dem Kollegen gegenüber diese Bemerkung, weil ich auf Grund meiner Erfahrungen einerseits bestimmt wusste, dass der Fall so verlaufen würde und dann deshalb, um eben das Interesse des Kollegen auf das interessante Heilmittel, von dem ich ihm schon wiederholt Mitteilung gemacht hatte, in entsprechender Weise hinzulenken. Ich kann nun sagen, dass der Kollege veranlasst war, in den nächsten Tagen mir zu bemerken: „Das hätte ich nun nicht für möglich gehalten, dass dieses Tonpulver in dieser merkwürdigen und zuverlässigen Weise wirkt."

Um die gleiche Zeit, ungefähr einige Wochen früher, hatte ich gelegentlich meiner Anwesenheit in München den Vorstand der internen Kinderpoliklinik Professor Karl Seitz gebeten, mit dem Mittel einige Versuche zu machen. Professor Seitz kam meinen Wünschen in liebenswürdigster Weise entgegen, und nach mehreren Wochen erhielt ich von seinem damaligen Assistenten Dr. Josef Mayer einen Bericht, demzufolge das Mittel zunächst **in 20 Fällen von Sommer-diarrhöen** bei Säuglingen angewendet worden war. Das Alter der Kinder betrug zwischen 14 Tagen und 9 Monaten. Von diesen 20 Kindern wurden nach dem Berichte des Kollegen Mayer neun geheilt, drei gebessert und 5 nicht geheilt. Drei Kinder waren nach dem ersten Versuch nicht wieder in die Poliklinik gekommen. Ich bemerke hier, dass ich auch dort das Mittel teelöffelweise in warmem Zuckerwasser in der Saugflasche verabreichen liess. Ob Professor Seitz auch später noch von dem Mittel Gebrauch gemacht hat, weiss ich nicht. Nur soviel darf ich jetzt bemerken, dass die damalige Anwendungsweise, wie ich später noch erläutern werde, eine absolut ungenügende und vor allem auch irrationelle war und dass deshalb wohl sehr gute momentane, nicht aber in jedem Falle volle, tadellose Dauerwirkung erzielt wurden.

Einige weitere Versuche an Erwachsenen, die in jene Zeit fielen, zeigten mir immer wieder die vorzügliche Brauchbarkeit des Mittels zur Behandlung des Brechdurchfalls. Gleichzeitig überzeugte ich mich fortgesetzt, fast allwöchentlich, von der absoluten Unschädlichkeit der Einführung immer grösserer Mengen des Pulvers an mir selbst.

Mikroskopische Untersuchungen

Wir stehen im Spätherbst 1904. Die ganze Frage beschäftigte mich besonders auch von der theoretischen Seite wieder auf das lebhafteste. Dabei wollte mir allmählich der von mir aufgestellte Satz: „Es ist die feinverteilte anorganische Substanz, die die Wirkung erzielt", auch nicht mehr recht genügen. Ich musste immer mehr mit der Vorstellung der „feinen Verteilung" des Pulvers die weitere Vorstellung verbinden, dass den Tonteilchen vielleicht doch eine bestimmte Grösse zukommen müsse; „denn, musste ich mir sagen, wenn wir gebrannten Ton, also Ziegelsteine, pulvern würden, dann hätten wir auch relativ feinverteilte anorganische Substanz, und doch würden wir unmöglich das gleich günstige Resultat damit erzielen." Und indem ich mich immer lebhafter mit dieser Frage beschäftigte, stand ich eines Tages vor der Erwägung, dass die ganze Frage der Tonwirkung auf die Bakterien wohl völlig erklärt wäre, wenn die kleinsten Tonelemente ungefähr die Grösse hätten, wie die Bakterien selbst; denn dann waren besondere Wechselbeziehungen durch die Grössenverhältnisse, einerseits der Bakterienleiber und andererseits der Tonkörperchen, gegeben. Ich hatte mich ja schon früher mit der mikroskopischen Untersuchung einige Male befasst, ohne jedoch zu einem bestimmten Resultat zu kommen. Dabei schwebten mir auch stets die Angaben Megeles vor, der die Korngrösse des Tons als ungefähr den Stärkekörnern gleichkommend in seiner mehrerwähnten Arbeit schilderte, und glaubte ich, etwa den gleichen Befund angetroffen zu haben.

Es war just am 15. November 1904, als ich mich wieder in früher Vormittagsstunde in mein Amtszimmer des hiesigen Justizgebäudes begab, diesmal in der besonderen Absicht, nochmals die mikroskopische Beschaffenheit des Boluspulvers eingehend zu untersuchen, und ich konnte, als ich des Mittags nach Hause zurückkehrte, meinen Familienangehörigen, die sich selbstverständlich um meine jahrelang fortgesetzten Untersuchungen auf das lebhafteste interessierten, mit der Mitteilung begrüssen: „Ich habe heute eine wissenschaftliche Entdeckung gemacht, die sich wohl in der Folge als bedeutungsvoll erweisen wird."

Und dieser Fund war folgender: Schon beim ersten Präparate, das ich bei sehr starker Vergrösserung mit einem vorzüglichen Zeiss'schen Mikroskope besichtigte, glaubte ich zu finden, dass sich das Tonpulver aus gleichförmigen, etwa runden Körperchen zusammensetzt, die nicht grösser oder kaum so gross sind, als etwa die Gonokokken. Solche Tonkörperchen fand ich, ob ich nun ein kleines Tröpfchen einer ganz dünnen Bolusaufschwemmung auf den Objektträger brachte, oder auch, wenn ich eine minimalste Spur des Boluspulvers möglichst sorgfältig verteilte. Es war mir klar: Ich sowohl, wie auch zunächst Megele hatten bisher wahrscheinlich, weil wir zu schwache Vergrösserung anwandten, bei der Untersuchung des Tonpulvers nicht das richtige gesehen. Diese ausserordentlich merkwürdige Tatsache, die mir wenigstens als sehr beachtungswert vorkam, beschäftigte mich von nun ab auf das allerintensivste.

Cholera

Als nun Ende August v. Jrs. die erste Nachricht über den Ausbruch der asiatischen **Cholera im Nordosten Deutschlands**[1] zu uns drang, so war dies geradezu Sphärenklang für meine Ohren. Musste ich doch, wie schon erwähnt, der festen Zuversicht sein, dass jeder Fall von asiatischer Cholera sich durch unser vorzügliches Mittel ebenso rasch beseitigen lasse, wie etwa der oben beschriebene, schwere Brechdurchfall bei dem Gefängnisinsassen aus dem Jahre 1900.

Meine alsbaldige Abreise ins Choleragebiet war für mich unter den gegebenen Verhältnissen ganz selbstverständlich. Ich traf am Morgen des 3. September in Berlin ein, machte im preussischen Kultusministerium am gleichen Tage meine Aufwartung und fand von seiten der Herren Ministerialdirektor Dr. Förster und Geheim. Obermedizinalrat Professor Kirchner ein überaus liebenswürdiges Entgegenkommen, für das ich den beiden genannten Herren hier nochmals den herzlichsten Dank zu sagen mich verpflichtet fühle. Man teilte mir mit, dass ich wohl am zweckmässigsten, wenn ich Cholerafälle sehen wolle, an die K. Regierung in Bromberg mich wenden werde. Herr Ministerialdirektor Dr. Förster stattete mich mit einer schriftlichen Empfehlung an die genannte Behörde aus und noch am Spätabend des gleichen Tages traf ich in Bromberg ein und am 4. September früh 8 Uhr betrat ich das Zimmer des Regierungsrates und Medizinalrates Dr. Jaster. Der verehrte Kollege war soeben im Begriffe, zu einer Dienstreise ins Choleragebiet aufzubrechen. Nachdem er meine Empfehlung vorn K. Kultusministerium in Berlin entgegengenommen hatte, bemerkte er: „Da treffen Sie es nun freilich ziemlich günstig. Ich reise soeben mit Herrn Regierungsrat Dr. Budding ins Choleragebiet. Wir kommen dabei an dem Städtchen Nakel (am 4./ 5. Sept. im Jahr 1905 nach Nakel, heute Nakło nad Notecią in der Provinz Posen, Westpolen Anm. d. Herausgebers.) vorbei, wo wir Sie

---

[1] Deutschland hatte zu Lebzeiten Stumpf eine andere geografische Ausdehnung als heute (Anm. d. Herausgebers)

absetzen können; dort treffen Sie auf jeden Fall einige Cholerafälle." Ich begleitete natürlich sofort Medizinalrat Jaster zum Bahnhof, wo wir mit Regierungsrat Budding zusammentra- fen, und auf der gemeinsamen Reise bis Nakel, einem Städtchen an der Netze von 5000 Seelen, 18 km westlich von Bromberg, verständigte ich die beiden Herren des näheren von meinem Vorhaben und von meinen Heilplänen. Die beiden Herren und besonders auch Herr Regierungsrat Dr. Budding, der Referent für Gesundheitsangelegenheiten an der K. Regierung in Bromberg, interessierten sich sofort für meine Sache aufs lebhafteste. Es wurde verabredet, dass wir abends 8 Uhr wieder am Bahnhof in Bromberg zusammentreffen, um eventuell , wenn sich meine Erwartungen bestätigen sollten, weiteres zu veranlassen.

Nach 9 Uhr vormittags traf ich mit dem Spitalarzt und Kreisassistenzarzt Dr. Brunk in Nakel zusammen, der meinen Wünschen in liebenswürdigster Weise entgegenkam und mich sofort in das ihm unterstellte Krankenhaus in Nakel begleitete, und um 10 Uhr befand ich mich bereits in den Isolierbaracken. Es waren in Nakel schon einige Personen an bakteriologisch festgestellter asiatischer Cholera gestorben. In den Baracken lagen noch ein Mann und ein Kind, die als Rekonvaleszenten angesprochen werden konnten und als dritte Patientin **kam die 53jährige Frau eines Schiffsknechtes Punk in Betracht,** die noch erhebliche Cholerasymptome darbot. Es war bei der Patientin gleichfalls asiatische **Cholera** bakteriologisch festgestellt. Die Frau sah stark cyanotisch aus, schien ziemlich benommen, hatte frequenten Puls ohne Temperaturerhöhung. Von dem behandelnden Kollegen erfuhr ich, dass die anfänglich starken Diarrhöen seit kurzem etwas nachliessen, dass aber noch anhaltendes Erbrechen bestehe. An der rechten Bettseite befand sich ein Lavoir mit etwas grünlicher Flüssigkeit.

Nachdem ich mich eben in teilnehmender Weise bei der kranken Frau nach ihrem Befinden erkundigt hatte, fuhr sie plötzlich in die Höhe und erbrach im Strome wenigstens über ein Viertelliter flüssige hellgrüne Massen. Und nun befand ich mich, ich muss es offen gestehen, wohl zum erstenmal in meiner 25 jährigen ärztlichen Tätigkeit in der eigenartigen Lage, dass ich über die Krankheitsäusserung einer ernst erkrankten Patientin eine besondere Befriedigung empfinden musste. Hatte ich doch eine weite Reise gemacht, um Cholera-kranke zu sehen und an ihnen ein Mittel zu erproben, auf das ich überaus grosse Stücke halten musste.

Ich versuchte nunmehr der Patientin in einer Oblate eine entsprechende Menge des von mir aus Würzburg in grösserer Quantität mitgebrachten Boluspulvers zu verabreichen, aber kaum hatte noch die Masse die Zunge berührt, als die Patientin abermals wieder explosionsartig aufs heftigste erbrach. Nunmehr verrührte ich zwei starke Teelöffel voll des Pulvers in einem grösseren Weinglas mit frischem Wasser und ersuchte die Frau P, die inzwischen in ihre Kissen ermattet zurückgesunken war, abermals, sie möchte von der Flüssigkeit einiges zu nehmen versuchen und siehe, auch dieser Versuch löste sofort einen Anfall von Erbrechen aus, wobei abermals grüne Massen mit der geringen auf die Zunge gebrachten Bolusaufschwemmung mit Ungestüm herausbefördert wurden. Und nun folgten begreiflicherweise für mich einige Sekunden sorgenvoller Erregung. Sollte ich mich wirklich getäuscht haben? musste ich mich fragen.

Das Glas mit dem von mir so hoch gehaltenen Heilmittel kam in meiner Hand ins Wanken. Und nun drang ich wiederum unter energischem Zuspruch in die geschwächte Patientin mit der Bitte ein, es nochmals mit einem kräftigen Schluck zu versuchen; Frau P. nahm das Glas selbst zur Hand, konnte tatsächlich einige kräftige Schlucke hinunterbringen, dann setzte sie ab und nun folgte ein Moment, den ich niemals vergessen werde; Frau P. verharrte noch einige Augenblicke ruhig und flüsterte dann ganz verwundert die Worte: „Ich muss nicht erbrechen". Und nunmehr entsprach sie gerne meinem weiteren lebhaften Zuspruch, die ganze im Glas noch befindliche Menge auszutrinken. Ich liess in den nächsten Minuten sofort noch etwa 2-3 gehäufte Teelöffel voll Pulver in frischem Wasser nachfolgen. Die Patientin griff bereits mit einer förmlichen Gier nach dem Glase und ich selbst stand vor der mich höchst beglückenden Tatsache, dass ich in der Lage war, den ersten mir vorgekommenen Cholerafall mit Sicherheit heilen zu können. In den nächsten Minuten vollzog sich besonders auch zur grössten Überraschung der Krankenschwester bei der Patientin eine völlige Veränderung. Was gerade die Schwester besonders überraschte, war, dass sich Frau P., die bisher fast immer regungslos auf dem Rücken lag, wenn sie nicht eben durch die Brechakte aufgerüttelt wurde, nunmehr auf die Seite legte und die Augen zu schliessen begann. Ich fragte die Patientin, ob sie sich auch schon vorher auf die Seite habe legen können, worauf sie leise bemerkte: „Ach nein, ich musste ja bei der geringsten Bewegung immer erbrechen." Nach wenigen Minuten war Frau P. in Schlummer verfallen. Trotzdem aber wurde nicht versäumt, der Patientin etwa alle 15 Minuten, wobei sie oft nur mühsam erweckt werden konnte, abermals einen kräftigen Schluck der Bolusaufschwemmung zu verabreichen. Inzwischen konnte ich auch bemerken, dass die anfänglich angetroffene blaurote Färbung des Gesichtes wich und einem mehr normalen Colorit Platz machte. Etwa um 12 Uhr verliess ich die in tiefem Schlummer daliegende Kranke, und ich nahm dann in der freudigsten und gehobensten Gemütsstimmung in dem alten polnischen Städtchen mein Mittagsmahl ein.

Wiederholt kehrte ich während des Nachmittags zur Patientin zurück, und immer traf ich sie tief schlafend. Es waren jetzt schon mehrere Stunden ohne eine Spur von Erbrechen vergangen.

Erwähnen muss ich hier, dass ich auf das Nachdrücklichste dem Pflegepersonal eingeschärft hatte, der Kranken ausser der Bolusaufschwemmung irgend ein anderes Getränke oder Nahrungsmittel vor Ablauf von 18 Stunden unter keinen Umständen zu verabreichen. In bezug auf diese letztere Verordnung wär ich mit mir erst während meiner Reise ins Choleragebiet, während welcher ich mich natürlich mit allen möglichen Einzelheiten des Verfahrens nochmals aufs lebhafteste beschäftigt hatte, ins Reine gekommen. Es war mir ganz plötzlich der glückliche Gedanke gekommen, dass es sich empfehlen müsse, den Kranken nach der Aufnahme des Mittels für längere Zeit jegliche Speise- und Getränkeeinfuhr, ausser Wasser, auf das Nachdrücklichste zu verbieten; stand doch die Einfuhr irgendwelcher organischer Substanz zu der auch jede Art von Alkohol zu rechnen war, in direktem Widerspruch mit dem Heilprinzip des angewendeten Mittels. Denn wenn ich auf der einen Seite auf die Einbettung der üppig wuchernden Bakterien in anorganische Materie so grosses Gewicht legte, so durfte ich denselben doch nicht auf der anderen Seite wieder neue Nahrung zuführen.

Gegen 6 Uhr abends verliess ich die Frau P. in der besten Verfassung, sie schlief eben ununterbrochen bei ruhiger Atmung und ruhiger Herzaktion, und um 8 Uhr traf ich mit den Herren Regierungsrat Budding und Medizinalrat Jaster am Bahnhof Bromberg wieder zusammen, wo die beiden von ihrer Dienstreise eben eingetroffenen Beamten mit höchstem Interesse meinen Bericht über den erzielten vollen Erfolg entgegennahmen.

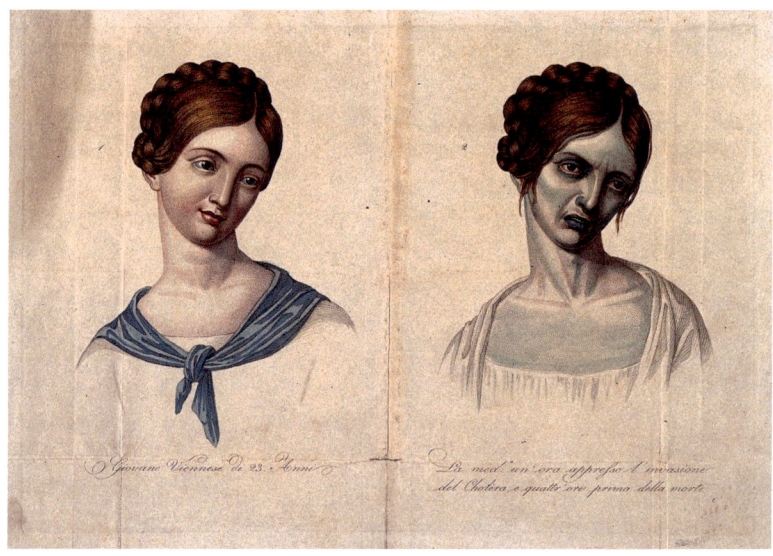

Giovane Viennese di 23. Anni — *Lä med' un' ora appresso l' invasione del Cholera, e quattr' ore prima della morte*

So etwa wird Dr. Stumpf die beschriebene Patientin angetroffen haben: Das Bild rechts zeigt äußerliche Symptome bei Cholera asiatica: Brechdurchfall, Einfallen der Haut und Wangen, Zyanose (Blaufärbung von Lippe und Haut).
Inschrift wie lesbar: Links: „Giovane Viennese di 23. Anni", rechts: „La med un ora appresso l'invasione del Cholera, e quattr' ore prima della morte". Sinngemäße Übersetzung: Die Zeichnung zeigt eine 23 jährige Frau aus Venedig, vor und während der Cholera-Erkrankung bzw. 4 Stunden vor dem Tod. Unbekannter Künstler. Quelle: Wellcome Images

Und nun bemerkte mir Herr Regierungsrat Dr. Budding auf meinen so erfreulichen Bericht sofort folgendes: „Auf Ihre bestimmte Mitteilung hin halte ich es für unerlässlich, dass die Amtsärzte und praktischen Arzte unserer Provinz möglichst umgehend von diesem merkwürdigen Heilverfahren unterrichtet werden. Ich ersuche Sie, noch heute Abend ins Regierungsgebäude zu kommen, damit wir heute noch die autographierte Gebrauchsanweisung für Ihr Mittel hinausgehen können."

Und so stand ich denn tatsächlich noch am 4. September nachts 10 Uhr im Regierungsgebäude in Bromberg, um dem Wunsche der beiden energischen Beamten zu entsprechen. Ich muss gestehen, dass sich dabei für mich mit dem erhebenden Bewusstsein, zweifellos ein absolut zuverlässiges Mittel gegen die asiatische Cholera angeben zu können, die Besorgnis mischte, ob denn wohl auch die betreffenden Kollegen das Mittel mit der nötigen Unbefangenheit und Beharrlichkeit anwenden würden. Zudem fühlte ich mich denn doch auch nicht völlig vorbereitet, um eine Gebrauchsanweisung für das Verfahren sofort in möglichst präziser Form zu diktieren, allein es galt für mich: „Hic Rhodus, hic salta[1]", und noch vor Mitternacht war folgende Gebrauchsanweisung vervielfältigt und der Post in entsprechender Zahl übergeben worden:

Vorschriften zur Anwendung: 100 g pulverisierter weisser Bolus müssen in der Weise den Patienten in möglichst kurzer Zeit einverleibt werden, dass man die ersten 2-3 mal alle 5 Minuten und von da ab alle 10 Minuten einen stark gehäuften Teelöffel in etwa 100 g frischen Brunnenwassers umrührt und sofort, während die Flüssigkeit infolge des Umrührens noch in Bewegung ist, zum Trinken verabfolgt. Der jeweils zurückbleibende Rest darf nicht weggeschüttet werden, sondern es muss wieder das neue Pulver, d. h. der neue Teelöffel dazugegeben werden. Auch darf das Pulver, wenn es so leichter gelingt, in Oblaten gegeben werden. Abgesehen davon, dass mit der Anwendung dieses Mittels eine ziemlich grosse Zahl von Brechdurchfällen sowohl bei Erwachsenen wie auch in entsprechend kleineren Quantitäten bei Kindern und Säuglingen mit bestem Erfolge behandelt worden ist, wurden heute bei einer 53 jährigen Frau, bei welcher asiatische Cholera bakteriologisch festgestellt worden war, durch das

---

[1]Ergänzung: Sinngemäß: Hier ist die Rose, hier tanze. Oder: „Zeig hier, was Du kannst"

gleiche Verfahren in kürzester Zeit sämtliche Krankheitssymptome beseitigt. Als erstes günstiges Symptom tritt besonders neben dem sofortigen Nachlass des Erbrechens und der Leibschmerzen ein sich alsbald geltend machendes Schlafbedürfnis in die Erscheinung; besonders zu bemerken ist, dass für die nächsten 12-18 Stunden nach der ersten Einverleibung des Pulvers jegliche Nahrungsaufnahme zu unterbleiben hat, wie auch die Einfuhr jeglichen Alkohols.

Bromberg, den 4. September 1905.

Dr. Stumpf, etc.

So sollte also mein Mittel viel früher als ich es erwarten konnte, in die Öffentlichkeit gelangen.
Auf jeden Fall konnte ich mit dem Erfolg des ersten im Choleragebiet verbrachten Tages sehr zufrieden sein.
Am frühen Vormittag des folgenden Tages, 5. September, reiste ich abermals nach Nakel. Im Krankenhaus traf ich im Korridor ein schluchzendes Weib mit drei kleinen Kindern, deren Mann, wie man mir mitteilte, am Abend vorher noch um 11 Uhr auf der Strasse war, dann plötzlich unter den schwersten Choleraerscheinungen erkrankte und bereits früh 4 Uhr eine Leiche war noch bevor überhaupt ein Arzt gerufen werden konnte. Der Mann hatte sich wiederholt beim Transport von Choleraleichen beteiligt. Und nun traf ich meine Patientin vom Tage vorher in der allererfreulichsten Verfassung. Sie hatte eben, wie mir mitgeteilt wurde, zum ersten Mal mit bestem Appetit eine Tasse Haferschleim getrunken und nun bat ich die Patientin, eine weitere Tasse zu nehmen, um persönlich diesen so erfreulichen Akt beobachten zu können. Von Erbrechen oder Brechneigung keine Spur mehr. Frau P. hatte die Nacht unter vielem Schlafen sehr gut verbracht und bekundete mir in den herzlichsten Worten ihren Dank. Als eben die Patientin wiederholt sich die Hände rieb und die Finger strich, fragte ich sie, warum sie das tue, und sie bemerkte: „Ich bin so erfreut, dass jetzt die entsetzlichen Krämpfe in meinen Händen und Füssen verschwunden sind." Unter dem 13. September wurde mir noch vom Krankenhausarzt Dr. Brunk die Mitteilung, dass die Patien-

tin völlig genesen sei, dass er jedoch weitere Cholerafälle mit Bolus zu behandeln nicht Gelegenheit gehabt habe. Am 5. September mittags kam ich nach Bromberg zurück, traf im Laufe des Nachmittags noch mit einigen Herrn der Regierung zusammen und um Mitternacht auf den 6. September traf ich wieder in Berlin ein, da ich zunächst keine Aussicht hatte, weitere Cholerakranke in Bromberg oder Umgebung persönlich behandeln zu können. Am frühen Vormittag des 6. September machte ich dem Geheimen Obermedizinalrat Professor Gaffky[1], den ich schon vorher schriftlich um eine Unterredung gebeten hatte, meine Aufwartung, um demselben von meinem Erfolge in Nakel und überhaupt über das Wesen meines Heilverfahrens bei asiatischer Cholera nähere Mitteilung zu machen. Herr Geheimrat Gaffky war nicht in der Lage, mir genügend lange Zeit zur Darlegung meiner ganzen Bolustheorie und der anderweitigen mit dem Mittel erzielten Erfolge zu widmen. Er zeigte auf einen Berg von Depeschen aus dem Choleragebiet und von den verschiedenen Medizinalbehörden und bemerkte dann, nachdem ich ihm in gedrängter Kürze das Wesentlichste gesagt hatte, ungefähr folgendes: „Ich muss, Herr Kollega, zunächst die Brauchbarkeit Ihres Verfahrens lebhaft bezweifeln. Was will der eine Fall bedeuten. Ich fürchte, Sie werden eine Enttäuschung erleben."

Von meiner Unterredung mit den auf dem Gebiete der Infektionskrankheiten so bedeutenden Forscher muss ich noch folgendes speziell hervorheben: Als ich bei der kurzen Darlegung meiner Theorie meine oben erwähnte Beobachtung bezüglich der eigenartigen mikroskopischen Kleinheit der Tonkörperchen einfliessen liess, be-

---

[1] Anmerkung d. Herausgebers: : Georg Theodor August Gaffky (* 17. Februar 1850; † 23. September 1918.) Deutscher Arzt und Bakteriologe. Schüler von Robert Koch. 1885 wurde er Mitglied im Kaiserlichen Gesundheitsamt in Berlin. 1888: Professor für Hygiene an der Justus-Liebig-Universität Gießen. 1892: Nach der Choleraepidemie zeitweise als Berater des Hamburger Senates für den Aufbau eines Hygienischen Institutes tätig. 1896: Leiter der Pestexpedition des Deutschen Reiches nach Bombay. 1904 Direktor des späteren Robert Koch-Institut in Berlin.

merkte Gaffky zu meiner höchsten Überraschung: „Das ist eine längst bekannte Sache." Schliesslich meinte der Herr Geheimrat, indem ich mich bereits zum Weggehen anschickte: „Es wäre freilich ein ausserordentlicher Gewinn, wenn wir ein einigermassen brauchbares Mittel gegen die schwere Seuche besässen. Gegen die Weiterverbreitung der Krankheit operieren wir ja mit ziemlichen Erfolg, aber den einzelnen Erkrankungsfällen stehen wir noch machtlos gegenüber. Geben Sie Ihr Verfahren doch bekannt! Probieren müssen wir alles."

Gerade diese letzten Worte klangen mir noch lange in meinen Ohren nach: „Probieren müssen wir alles." Ein solches Wort liess ich mir gefallen. Hatte ich doch auch selbst seit Jahren in der wichtigen Frage Versuch an Versuch gereiht.

Noch am gleichen Vormittag benahm ich mich mit dem Redakteur der Berliner klinischen Wochenschrift, der mir in freundlichster Weise entgegenkam, bezüglich der Aufnahme des kurzen Artikels, mit dem ich vorstehende Arbeit eingeleitet habe und welcher dann auch schon in den nächsten Tagen in der genannten medizinischen Zeitschrift erschien. Noch sprach ich am gleichen Vormittag auf dem Kultusministerium vor, um den Herren Ministerialdirektor Dr. Förster und Geheimrat Dr. Kirchner nochmals besten Dank für die mir geliehene Unterstützung zu sagen. Bei dieser Gelegenheit erörterte ich mit dem letztgenannten Herrn unter Mitteilung meines in Nakel beobachteten Heilerfolges in Kürze nochmals meine Theorie und erwähnte speziell auch meine mikroskopische Beobachtung bezüglich der Grösse der Boluskörperchen, worauf der Herr Geheimrat ungefähr bemerkte: „Das ist richtig, dass es so kleine Tonkörperchen gibt, wir hatten in Ägypten unsere liebe Not. mit dieser Erscheinung, da diese kleinen Gebilde die Tonfilter noch passierten, wenn die Bakterien selbst schon zurückgehalten wurden."

Am 7. September konnte ich bereits wieder meine dringlichen amtsärztlichen Berufsgeschäfte in Würzburg aufnehmen. Meine alsbaldige Rückkehr war um deswillen auch notwendig, weil ich ohne förmlichen Urlaub die Reise in den Norden angetreten hatte. Es hatte mir erklärlicherweise widerstrebt, den Zweck meiner jähen Abreise bekannt zu geben, ehevor ich sichere Erfolge zu verzeichnen hatte.

In den folgenden Tagen war ich nun nicht wenig überrascht, und geradezu bestürzt, als aus der Umgebung von Bromberg und speziell, aus Nakel weitere Todesfälle an Cholera in den Tagesblättern gemeldet wurden. Inzwischen war auch über meine Versuche in Nakel und über die Veröffentlichung des Mittels in der Berliner klinischen Wochenschrift in einer sehr grossen Zahl der Tagesblätter. mehr oder weniger ausführlich berichtet worden. Als dann schon wenige Tage nach meiner Rückkehr unter anderem auch eine Mitteilung aus Gnesen erschien, der zufolge im dortigen Landgerichtsgefängnis über ein halbes Dutzend von Häftlingen an Cholera erkrankt sein sollte, war ich in erklärlicher Weise aufs höchste beunruhigt und entschloss ich mich deshalb kurzweg zu einer zweiten Reise ins Choleragebiet.

Ich traf am Montag den 11. September früh in Berlin ein und setzte mich zunächst mit Herrn Medizinalrat Dr. Jaster in Bromberg telephonisch in Verbindung. Meine erste Frage, die jedem Uneingeweihten höchst sonderbar und unverständlich hätte erscheinen müssen, lautete: „Warum sterben in Nakel noch Leute an Cholera?" Herr Regierungsrat Jaster jedoch verstand mich wohl. Er erwiderte: „In Nakel war es bisher unmöglich, Ihr Mittel anzuwenden, so schnell sind jeweils die Todesfälle erfolgt, hingegen glaube ich, dass in Gnesen ein überraschender Erfolg erzielt worden ist. Dort sind mehrere Gefängnisinsassen an Cholera erkrankt, zwei davon habe ich selbst für höchst bedenklich halten müssen, und nun sind zu meiner Verwunderung noch keine Todesfälle amtlich gemeldet worden; Sie werden wohl am besten tun, sich die Verhältnisse in Gnesen an Ort und Stelle anzusehen".

Diese Mitteilung des geschätzten Herrn Kollegen war für mich natürlich überaus erfreulich. Ich begab mich noch vormittags ins Kultusministerium, wurde dort neuerdings in entgegenkommendster Weise mit einer Empfehlung für meine zweite Reise ins Choleragebiet ausgestattet und traf noch abends in Bromberg ein, wo mich Herr Medizinalrat Jaster erwartete. Er teilte mir nun des weiteren mit, wie er einzelne der Gnesener Cholerakranken unter schweren Symptomen und einen derselben als geradezu hoffnungslos angetroffen habe und dass auf seine eindringliche Weisung hin der Gnesener

Kreisarzt Dr. Haak, der die Behandlung der Cholerakranken in den Baracken leitete, jedenfalls die Bolusbehandlung versucht habe. Am Vormittag des 12. September reiste ich dann über Hohensalza nach Gnesen, traf dort den Kreisarzt Dr. Haak zunächst nicht und konnte aber trotzdem durch Vermittelung des Gefängnisverwalters bei den in den ausserhalb Gnesen gelegenen Baracken untergebrachten neun Kranken — so viele waren es inzwischen geworden — Einlass finden. Man mag sich nun vorstellen, mit welcher Spannung ich an die mir gegenüber tretende Barackenkrankenschwester die Frage richtete: „Was machen Ihre Cholerakranken, wieviel haben Sie, womit wurden sie behandelt?" und man mag sich dann weiter mein beglückendes Empfinden vergegenwärtigen, das durch die Worte der sichtlich freudig bewegten Pflegerin ausgelöst wurde: **„Wir haben 9 Cholerakranke, allen geht es vorzüglich, wir haben ein ganz neues Mittel angewendet, ich glaube es heisst Bolus alba"**; und nun konnte ich mich als den Veranlasser dieser erfolgreichen Behandlungsmethode zur grossen und freudigen Überraschung der Schwester vorstellen.

Nachdem ich die einzelnen Kranken noch begrüsst hatte, — es waren fast alle Polen — suchte ich dann den von der Stadt Gnesen zur ständigen Überwachung der Cholerakranken aus der Klinik von Geheimrat Senator in Berlin beigezogenen Medizinalpraktikanten Otto v. Wilucki auf, der sich eben im Gnesener Garnisonslazarett gemeinsam mit dem Vorstand desselben Oberstabsarzt Dr. Hammerschmidt mit bakteriologischen Untersuchungen beschäftigte. Als ich im bakteriologischen Laboratorium den beiden genannten Herren gegenübertrat und mich vorgestellt hatte, bemerkte Dr. v. Wilucki: „Soeben habe ich an den Herrn Oberstabsarzt die Frage gerichtet, wie sich denn wohl die Wirkung des Boluspulvers bei Cholera erklären lasse." Und nun war ich in der Lage, mit den beiden Herrn Kollegen diese Frage, mit der von vorneherein die Wirksamkeit des Mittels selbst zugegeben war, in ausführlicher Weise zu besprechen. Später traf ich dann auch noch mit Kreisarzt Dr. Haak zusammen, der mir nähere Details über den Verlauf seiner mit überaus dankenswerter Energie durchgeführten Behandlung mitteilte, die an anderer Stelle an der Hand amtlichen Materials noch berührt werden soll; und nun konnte ich, nachdem ich nochmals in den Baracken einen Besuch gemacht, und mich von den Kranken verabschiedet hatte, in der liebenswürdigen Gesellschaft der beiden Kollegen Kreisarzt Dr. Haak und v. Wilucki in dem altberühmten Gnesen einen äusserst frohen Tag verbringen, der sieh in meiner Erinnerung nie mehr verwischen wird. Am 13. September morgens traf ich wieder in Berlin ein, sprach noch einmal im Kultusministerium zum Zwecke einer kurzen Bericht-erstattung vor und konnte bereits am 14. September in den Morgen-stunden in Würzburg wieder meiner Berufstätigkeit nachgehen. Unter dem 20. September erhielt ich von dem Kollegen v. Wilucki noch die Mitteilung, dass es den Patienten andauernd gut gehe, und dass — er müsse unter den gegebenen Verhältnissen schon sagen, „zu sei-nem Bedauern" — weitere Fälle von Cholera nicht mehr vorgekom-men seien.

Bezüglich meines Gnesener Aufenthalts will ich hier noch bei-fügen, dass in der Stadt selbst die erfolgreiche Behandlung sämtli-cher Cholerakranken einiges Aufsehen machte, dass das Choleramit-tel mit der oben mitgeteilten ausführlichen Gebrauchsanweisung, wie ich sie am Abend des 4. September in Bromberg im Regierungsge-bäude angegeben hatte, unterm 8. September in der „Gnesener Zeitung", dem amtlichen Anzeiger erschienen war. Noch füge ich bei, dass mir von Kreisarzt Dr. Haak sowohl wie auch von den einschlägi-gen Behörden ein amtlicher Bericht über jene Fälle, bei denen asiati-sche Cholera bakteriologisch festgestellt worden war, für später in Aussicht gestellt wurde.

Von weiteren Heilerfolgen bei asiatischer Cholera habe ich nun von anderer Seite keinerlei Nachricht erhalten, ein Umstand, der im allgemeinen überraschen mag, mir selbst aber durchaus erklärlich erscheint, aus Gründen, die ich später eingebend erörtern werde.

Am 7. Dezember 1905 erhielt ich vom Regierungspräsidium in Brom-berg folgendes Schreiben:
Bromberg 28. November 1905. Ew. Hochwohlgeboren erhalten in der Anlage Abschrift des Berichtes des Kreisarztes Dr. Haak in Gnesen über die Erfolge seiner Behandlung bei drei Cholerakranken im Sep-tember ds. Js.   i. V.: Albrecht.

Die Abschrift lautet:

- „1. Stephan Tarnecki, 24 Jahre alt, Arbeiter, Insasse des Justizgefängnisses in Gnesen. T. erkrankte am 28. August l905 an Durchfall und Erbrechen. Das Erbrochene sah grün aus. Die Stuhlentleerungen, au den beiden ersten Tagen 5, später 2-4, waren braun und dünn. Appetit schlecht. Keine Schmerzen. Keine Muskelkrämpfe. Keine Cyanose. Puls völlig regelmässig. Am 3. September Allgemeinbefinden gut. Schlaf gut. Kein Erbrechen. Guter Appetit. Täglich zwei dünne Stuhlentleerungen. Bakteriologische Diagnose: **Cholera asiatica.** Therapie: Am 29. August Kalomel. Später Rotwein und Opium. Am 7. September nachmittags 3 Uhr 100 g Bolus, alle 5 Minuten ein gehäufter Teelöffel in 100 g Wasser. Kein Erbrechen. Nach 5 Stunden häufig Stuhlentleerungen, welche bis zum Nachmittag des nächsten Tages anhalten. In der Nacht vom 9. zum 10. September schläft Patient sehr gut. Am 10. September Stuhl breiig. Appetit gut.

- 2. Michael Klanecki. Arbeiter, 37 Jahre alt. K. erkrankte am 4. September an Erbrechen, Durchfällen und Kopfschmerzen. Das Erbrochene ist grün, die Stuhlentleerungen sind braun. Starker Durst. Kein Appetit. Schmerzen im Leibe. Keine Cyanose. Zunge trocken, meist belegt. Blasse Gesichtsfarbe. Augen dunkel umrändert. Haut an den Armen etwas trocken. Am ersten Tage abends Ziehen in den Waden. Puls mittelvoll. Keine Bewusstseinsstörung. Bauch nicht aufgetrieben. Am 5. September kein Erbrechen mehr. Sechs bis sieben Stuhlentleerungen von graubrauner Farbe, ebenso am 6. September. Im Stuhl Choleravibrionen. Therapie: Rotwein. Am 7. September nachmittags. 3 Uhr 100 g Bolus alba, im übrigen keine Nahrung bis zum andern Tage. Kein Alkohol. Nach Bolus kein Erbrechen. Reichliche graubraune Stuhlentleerungen bis zum Morgen des 8. September. Von Mittag des 8. September fester Schlaf, welcher mit geringen Unterbrechungen einen Tag lang anhält. Am 11. September fäkulenter breiiger Stuhl, guter Appetit, starker Durst. Vom 12. September ab völliges Wohlbefinden.

- 3. Stanislaus Szczypinski, 22 Jahre alt, Arbeiter, Gefängnisinsasse.

S. erkrankte am Nachmittag des 4. September unter starkem Erbrechen und heftigen Diarrhöen. Das Erbrechen wiederholte sich in einer Stunde 15mal, ist von grüner Farbe. Typischer Reiswasserstuhl. Starke Krämpfe der Waden- und Lendenmuskeln; Patient wimmert ständig vor Schmerz; kein Appetit, starker Durst, Benommensein. Puls klein, starke Cyanose. Verfallene Züge. Plätschergeräusch. Am 5. September Verschlimmerung. Der Kranke liegt völlig benommen da, zeigt jedoch kein gänzliches Fehlen des Bewusstseins. Erbrechen dauert an, auch die Krämpfe. Trockene Haut. In der Nacht vom 5. zum 6. September starker Kräfteverfall, Puls fast gar nicht zu fühlen. Herzaktion sehr schnell. Der Zustand hält bis zum Mittag des 6. September an. Nachmittags Puls voller, die Cyanose lässt etwas nach. Das Benommensein besteht fort, ebenso die reichliche Stuhlentleerung und das Erbrechen. Bis zum 7. September keine Änderung, abgesehen von den Stuhlentleerungen, die am 7. September etwas nachlassen. Starker Singultus[1]. Diagnose: Cholera asiatica. Therapie: Rotwein. Am 7. September nachmittags 3 Uhr Bolus alba, anfänglich alle 5 Minuten einen gehäuften Teelöffel voll in 100 g frischen Brunnenwassers. Patient erbricht, nachdem er das Pulver genommen, dasselbe in der gleichen Menge, wie es dem Magen zugeführt ist. Das wiederholt sich 5-6 mal. Nunmehr erhält Patient ein viertel- bis einhalbstündig einen Teelöffel voll Bolus in 1/2 Glas Wasser. Das Erbrechen wird seltener. Es gelingt innerhalb eines Zeitraumes von 5-6 Stunden, dem Patienten etwa 60 g Bolus zuzuführen. Es zeigt sich noch ein selteneres Erbrechen von farbloser, etwas schleimiger Flüssigkeit. Gegen Abend reichliche dünne Stuhlentleerungen von heller, fast weisser Farbe. Am nächsten Mittag hören die Stuhlentleerungen auf.

---

[1] Schluckauf

Abends noch zwei dünne Entleerungen. Patient schläft ununterbrochen fest. Am 9. September Puls voller, Cyanose gering.
Stuhlentleerungen hören auf. Am 12. September fäkulenter breiiger Stuhl, etwas Appetit. Am 13. September Allgemeinbefinden
gut. Der Kräftezustand hat sich später schnell gehoben."

Im Anschluss an diesen amtlichen Bericht habe ich nun folgendes zu
bemerken: Schon in Gnesen teilte mir Kreisarzt Dr. Haak mit, dass
bis jetzt nur bei dreien der Patienten Choleravibrionen bei der amtlich
veranlassten Untersuchung festgestellt worden seien und dass er
begierig sei, ob nicht auch in den anderen der im ganzen neun Erkrankungen, die in den Baracken mit meinem Mittel behandelt wurden, Vibrionen festgestellt würden. Er halte dies mit Rücksicht auf die
Schwere wenigstens einzelner Fälle für wahrscheinlich. Dem war nun
nicht so, weil Dr. Haak nur über drei Fälle amtlichen Bericht erstattet.
Nun gebe ich zu erwägen, dass plötzlich innerhalb weniger Tage in
einem gemeinsamen Haftraum von Sträflingen neun Personen an
Brechdurchfall erkrankten. Man ist veranlasst, sämtliche neun Fälle in
die Baracken zu transferieren, und später mit dem gleichen Mittel zu
behandeln. Was liegt näher als die Annahme, dass es sich bei sämtlichen Fällen um wirkliche asiatische Cholera handelte[1]! Auch von
den übrigen Fällen, von denen einige ziemlich schwere Symptome
aufwiesen, berichtete mir Kreisarzt Dr. Haak mündlich, dass die Wirkung des Boluspulvers ungefähr die gleiche war, wie bei den drei
Fällen von amtlich festgestellter asiatischer Cholera und dass vor
allem der alsbaldige Eintritt eines festen langandauernden Schlafes
auffiel.

Es mag nun trotz des im allgemeinen so bemerkenswerten
günstigen Erfolges auffallen, dass dem Bericht des Herrn Kollegen

---

[1] Bekanntlich spricht zwar der Nachweis des Koch'schen Cholera-
vibrio mit Bestimmtheit für asiatische Cholera, nicht aber die Un-
möglichkeit ihres Nachweises mit Sicherheit gegen die Krankheit.

Haak zufolge einige der Patienten und besonders der geradezu hoffnungslos erkrankt gewesene Szczypinski noch nach Verabreichung des Mittels einige Stunden hindurch hie und da erbrach im Gegensatz zu der in Nakel von mir selbst behandelten Patientin. über diese Erscheinung bin ich selbst nun nichts weniger als überrascht. Im Gegenteile, ich stehe ganz unter dem Eindruck, dass ich es im wesentlichen der Energie und der Beharrlichkeit in der Anwendung des Mittels von seiten des Herrn Kreisarztes Dr. Haak zu danken habe, wenn in Gnesen keine Misserfolge zu verzeichnen sind, aus folgendem Grunde:

Nicht ohne besonderen Anlass habe ich mich in vorstehendem so detailliert über die im Regierungsgebäude in Bromberg kurzhändig gegebene Gebrauchsanweisung verbreitet. Ich muss nachdrücklich betonen, dass in dieser Form die Anwendung des Mittels eine nur teilweise zulängliche und keineswegs genügend rationelle war. Ich selbst hatte ja in Nakel das Mittel viel schneller und in viel grösseren Mengen gegeben. Bei der im Regierungsgebäude in Bromberg am 4. September nachts von mir geforderten und meinerseits so gerne gewährten Bekanntgabe der Gebrauchsanweisung des Mittels habe ich mich nun einmal zu der Anweisung „alle 5—10 Minuten ein Teelöffel voll in etwa 100 g frischen Brunnenwassers umgerührt" ohne allzuängstliche Überlegung des Wortlauts der Anweisung entschlossen, während schon zwei Tage später bei meiner Rückkehr nach Berlin die dort in der Berliner klinischen Wochenschrift gegebene Anweisung wesentlich anders lautet, nämlich: „Das Mittel wird in der ganzen Menge, also bis zu 100 g, in einem halben Liter frischen Brunnenwassers umgerührt und in kleineren Portionen unter häufigem Umrühren getrunken." Ich muss dringend bitten, auf diesen Unterschied in der Gebrauchsanweisung zu achten und besonders zu berücksichtigen, auf welche äussere zufällige Umstände diese Unterschiede zurückzuführen sind. Gibt man alle 5 Minuten einen Teelöffel voll in 100 g Wasser, so wird die Pulveraufschwemmung eine allzuverdünnte und zudem dauert es viel zu lange, bis eine genügende Menge des Pulvers in den Verdauungstrakt eingeführt wird. Ich bin fest überzeugt, dass diese einigermassen verfehlte Anweisung in verschiedenen von anderen Kollegen mit Bolus behandelten Cholerafällen zu Misserfolgen geführt hat. Man berücksichtige noch, dass ich ja zunächst in das Choleragebiet gereist war, um selbst das Mittel bei den Cholerakranken zu verabreichen und die Wirkung zu beobachten und dass ich eben allzuwenig darauf gefasst war, relativ unvorbereitet die Verwendung des Mittels bekannt geben zu müssen. Wie überaus viel gerade bei diesem Mittel von der genügenden Menge, in möglichst kurzer Zeit gegeben, abhängt, werde ich später noch zu beleuchten haben.

Unter diesen Umständen hatte natürlich der von mir in Nakel und die von den Spitalärzten in Gnesen erzielten Erfolge speziell für mich selbst einen besonderen Wert; denn für mich kam es zunächst auf die Frage an, dass das Boluspulver überhaupt die asiatische Cholera in der gleichen Weise günstig beeinflusst, wie ich dies bei den schwersten Brechdurchfällen vorher gesehen hatte. Und diese Frage musste natürlich für mich, der ich denn doch einen besseren Einblick in die ganze Sache hatte, als absolut erledigt gelten. Für mich waren die insgesamt in Nakel und in Gnesen behandelten 10 Fälle genau so wichtig, als wenn es deren Hunderte gewesen wären, und war nicht deshalb, weil die Patienten genasen,—denn ich bin sehr weit entfernt, behaupten zu wollen, dass, von den Gnesener Patienten auch ohne Bolus nicht mehrere gesund geworden wären — , sondern deshalb, weil bei sämtlichen Fällen in ganz gleichförmiger Weise mehrfache sehr wichtige Heilreaktionen mit der Einführung des Pulvers beobachtet wurden, nämlich neben dem Nachlass der allgemeinen Erscheinungen der in manchen Fällen fast momentane Eintritt des Schlafbedürfnisses. Mit vielem Grunde hatte ich auf dieses Symptom schon bei den gewöhnlichen Brechdurchfällen grosses Gewicht gelegt, und hatte es in meiner in Bromberg gegebenen Anweisung als besonders bemerkenswert hervorgehoben, und dies, wie der weitere Verlauf zeigte, mit vollem Recht. Denn auch in Gnesen wurde diese als prägnanteste Heilreaktion zu bezeichnende Erscheinung durchweg beobachtet.

Mit einem Worte, man wird mich verstehen, wenn ich sage, dass für mich die in der Provinz Posen bei der relativ kleinen Zahl von Patienten und nicht zum wenigsten durch das Entgegenkommen und die

Energie hochschätzbarer Verwaltungsbeamten und Kollegen erzielten Erfolge von nun ab die Frage der Heilbarkeit der asiatischen Cholera als völlig erledigt erscheinen lassen mussten.

Typhus

Es liegt nun nahe, dass ich schon geraume Zeit vor meinen Versuchen der Bolustherapie bei der asiatischen Cholera daran denken musste, das Mittel auch beim **Typhus**[1] zu versuchen. Der Gedanke an diese Krankheit wird wohl vielen Kollegen, die von meinen bisherigen Ausführungen Kenntnis genommen haben, sozusagen von selbst beifallen. Auch im Garnisonslazarett in Gnesen bemerkte Oberstabsarzt Dr. Hammerschmidt, nachdem ich ihm die Theorie meines Heilverfahrens auseinandergesetzt hatte, in sehr zutreffender Weise: „Wenn dem so ist, wie Sie sagen, so muss ja das Mittel auch beim Abdominaltyphus zu gebrauchen sein", und ich konnte dem Herrn Kollegen die Mitteilung machen, dass ich auch in dieser Hinsicht bis jetzt nicht ganz untätig war. Hier nun sei es mir gestattet, meine sich auf den Typhus beziehenden, bis jetzt freilich noch bescheidenen Versuche des näheren mitzuteilen. Schon im Spätherbst 1902 verabreichte ich einem kleinen Knaben, dessen schon mehrere Tage hindurch anhaltende fieberhafte Erkrankung ich für ein Typhoid halten musste, entsprechende Mengen von Boluspulver. Ich kann nur sagen, dass ziemlich unmittelbar darauf die Erkrankung be-seitigt war. Des weiteren ersuchte ich im Oktober 1903 einen befreundeten Kollegen, in dessen Praxisbezirk auf dem Lande eine ausgesprochene Hausepidemie mit 7 Fällen von Typhus aufgetreten war, um die Anwendung des Mittels. Während der Vater der Familie schon vor Anwendung des Pulvers starb, nahm bei sämtlichen übrigen Patienten die Krankheit eine günstige Wendung. Ich bin sehr weit entfernt, gerade bei dieser Hausepidemie der Bolusbehandlung irgend welchen Erfolg zuzumessen. Denn damals war ich sowohl bezüglich der Art der Verabreichung des Mittels als auch in anderweitiger Hinsicht

---

[1] Erreger der Infektionskrankheit Typhus ist das Bakterium Salmonella Typhi (Anm. d. Herausgebers)

noch sehr unsicher; immerhin darf ich erwähnen, was mir der befreundete Kollege Dr. S. in P. unter dem 21. Oktober 1903 wörtlich mitteilte: „Es macht auf mich den Eindruck, dass die Erkrankungen milder und verkürzter verliefen; Komplikationen waren keine vorhanden, während der erste Fall, bei dem ich das Mittel noch nicht hatte, unter Auftreten besonders gefährlicher Komplikationen eine schlimme Wendung nahm. Mir scheint, dass das Mittel beim **Typhus** günstig wirkt." Als ich nun gar im November 1904 die oben erwähnte mir so überaus wichtig erscheinende mikroskopische Beobachtung bezüglich des Verhaltens der Tonkörperchen machte, kannte der Hochflug meiner Gedanken besonders auch in bezug auf den Typhus keine Grenzen mehr und als einige Monate später in der bayer. Garnison Landau in der Pfalz eine überaus heftige Typhusepidemie ausbrach, erachtete ich es für eine Gewissenssache, die betreffenden Lazarettärzte mit meiner Idee der Typhusbehandlung bekannt zu machen und sie um einen Versuch mit dem Mittel zu bitten.

Ich traf in den Morgenstunden des 22. Januar 1905 in Landau ein und brachte dem Herrn Generaloberarzt Dr. Burgel meine Sache vor. Derselbe hatte die Freundlichkeit, zunächst im Laufe der nächsten Stunden, sich mit den obersten militärärztlichen Behörden in Anbetracht der völligen Neuheit und Ungewöhnlichkeit des Mittels telegraphisch ins Benehmen zu setzen, und, nachdem von dieser Seite einem Versuch nichts entgegenstand, später unter Zuziehung des leitenden Arztes der Typhusabteilung Oberstabsarztes Dr. Wind und des Vorstandes der bakteriologischen Abteilung, Stabsarztes Dr. Hertel mir Gelegenheit zu geben, meinen Heilplan in ausführlicher Weise zu erörtern. Und das Resultat war, dass sich die Herren entschlossen, noch am gleichen Tage bei zwei typischen Typhusfällen, welche beide hoch fieberten und im Beginn der 3. Woche standen, das Mittel zu versuchen. Es war nachmittags 6 Uhr geworden, als wir die zwei grossen Säle mit Typhuskranken betraten. Herr Generaloberarzt Dr. Burgel fragte mich zunächst, wieviel ich einem Patienten geben wolle. Ich nannte aufs Geratewohl die Menge von 30 g, nachdem ich mit dieser ungefähren Menge bisher auch jeweils die Behandlung der Brechdurchfälle eingeleitet hatte. Vor den Augen der Herren Kollegen nahm ich sofort selbst dieses Quantum in Wasser verrührt und dann wurde die gleiche Menge je einem der erwähnten **Typhuskranken** in der gleichen Zubereitung verabreicht.

Die Körpertemperatur, die bei beiden Patienten unmittelbar nach dem Eingeben des Mittels 39,9 per rectum betrug, wurde von da ab alle 10 Minuten aufs Sorgfältigste kontrolliert, wobei sich ergab, dass das Fieber um 5 Uhr 30 Minuten, also nach einer halben Stunde, auf 40,4 gestiegen war. Von da ab machte sich ein Nachlass des Fiebers bemerkbar und es betrug die Temperatur um 6 Uhr 15 Min bei beiden Patienten nurmehr wieder 39,9. Nach dieser letzten Temperaturabnahme verliess ich die Patienten, um noch am gleichen Tage die Rückreise nach Würzburg anzutreten.

Ich gestehe offen, dass diese letzten am Krankenbett der beiden schweren **Typhuspatienten** in Landau verbrachten Stunden für mich mit ziemlicher Aufregung verbunden waren. Hatte ich mir doch auch beim Typhus einen ungefähren Erfolg wie bei den schweren Brechdurchfällen versprochen. Im Vertrauen auf eine solche günstige Beeinflussung auch des typhösen Fiebers, wie ich sie bei einem schweren stark fieberhaften Brechdurchfall im Würzburger Landgerichtsgefängnis beobachtet hatte, glaubte ich den Herren Kollegen des Garnisonslazaretts in Landau mit ziemlicher Zuversicht einen wenigstens sehr augenfälligen Nachlass des Fiebers schon alsbald nach der Einfuhr des Pulvers in Aussicht stellen zu können. Diese ungefähre Vorhersage traf nun, wie erwähnt, nicht im erwarteten Grade ein und als ich in den späten Abendstunden nach Würzburg zurückfuhr, konnte ich mir natürlich eine ziemliche Enttäuschung nicht verhehlen.

Allein hoffnungslos war ich deshalb noch keineswegs geworden. Je mehr ich mir den Verlauf des Landauer Versuchs zurechtlegte, um so beachtenswerter erschien mir der anscheinende Misserfolg. Ich musste berücksichtigen, dass eben doch die Temperatur bei beiden Patienten um einen halben Grad gefallen war und zwar zu einer Zeit, wo bekanntlich gerade beim Typhus die Körperwärme eine besondere Neigung zum Anstieg zeigt. Zog ich dieses Moment in Rechnung, so war eben doch innerhalb einer Stunde nach Aufnahme der 30 g Bolus die Körperwärme der beiden Patienten um einen vollen Grad vermindert worden, denn es musste doch erwartet werden, dass der zwischen 5 Uhr und 5 Uhr 30 Minuten beobachtete Anstieg des Fiebers auf 40,4 auch in der nächsten halben Stunde eine gleiche weitere Erhöhung, also ungefähr auf 40,9 erfahren hätte, wenn das Mittel nicht angewendet worden wäre, während ich wie mitgeteilt, die beiden typhuskranken Soldaten mit 39,9 verliess.

Diese Erwägungen veranlassten mich auch schon des folgenden Tags den Herrn Generaloberarzt Dr. Burgel in einem längeren Schreiben zu bitten, die Versuche noch weiter fortzusetzen in der Weise, dass längere Zeit fort etwa stündlich ein grösseres Quantum Bolus, je etwa ein Esslöffel voll, gegeben würde. Auf diese weitere Bitte meinerseits glaubte man jedoch im Garnisonslazarett Landau nicht eingehen zu dürfen und zu können. Ich erhielt von Generaloberarzt Burgel die Mitteilung, dass das Fieber bei einem nochmaligen, nach einer etwa 12stündigen Pause wiederholten Versuche mit 30 g gleichfalls nur vorübergehend um einen halben Grade gefallen sei. Im übrigen eigne sich gerade ein Militärlazarett zu Versuchen mit einem neuen noch gänzlich unerprobten Mittel am allerwenigsten, während für solche Zwecke in erster Linie die Universitätskliniken in Betracht kämen. Gewiss hatte der gewissenhafte Chefarzt des Landauer Garnisonslazaretts besonders mit dieser letzten Bemerkung sehr recht, wie ich denn an dieser Stelle gerne den Landauer militärärztlichen Kollegen für ihr überaus freundliches Entgegenkommen auch hier nochmals herzlichsten Dank sage.

Im übrigen glaubte ich in der Folge meine Beobachtungen in Landau, je mehr ich dieselben in Erwägung zog, für sehr beachtenswerte halten zu müssen, wenn ich besonders berücksichtigte, dass ja beim **Typhus** wesentlich andere Verhältnisse in Betracht kommen, als bei Brechdurchfällen; denn im letzteren Falle haben wir so ziemlich regelmässig leeren Magen und Darm und das Boluspulver kommt innerhalb kürzester Zeit mit der bakteriengeschwängerten Darmschleimhaut in Berührung, während bei den Typhuskranken das Darmrohr mit beträchtlichen Mengen organischer Substanzen (weil nicht erbrochen wird) jeweils angefüllt ist. Gerade diese letztere Erwägung im Anschluss an meine Landauer Versuche beim Typhus veranlasste mich, bei der noch im gleichen Jahre sich ergebenden Anwendung des Mittels hei der asiatischen Cholera jegliche Nahrungsaufnahme für die nächsten 18 Stunden nach dem ersten Einnehmen des Mittels strenge zu verbieten. (Siehe meine oben gegebenen Gebrauchsanweisungen.) Ich wiederhole: Alles in allem genommen erschien und erscheint mir auch jetzt noch mein Landauer Versuch als eine ziemlich wichtige Etappe im Verlauf der ganzen langen Versuchsreihe in Frage der Bolustherapie.

Freilich hätte ich damals, das gebe ich gerne zu, diese Versuche bei Typhus noch nicht vorgenommen, wenn ich hätte ahnen können, dass ich schon so bald, noch vor Jahresfrist, Gelegenheit haben würde, das Mittel bei asiatischer Cholera zu versuchen, bei welcher Erkrankung mir das Heilverfahren von vorne herein so zu sagen als garantiert sicher erschienen war. Wer wird es mir übrigens andererseits ernstlich verübeln wollen, wenn ich damals im Jan. 1906 den Landauer Kollegen diese Versuche zumutete, geleitet von dem herzlichen Wunsche, unseren wackeren deutschen Brüdern in Südwestafrika im Kampfe. mit dem allertükischsten Feind, dem **Typhus**, ein Schutzmittel an die Hand zu geben. Um gar nichts zu verschweigen, habe ich noch weiter bezüglich des Typhus zu erwähnen, dass ich im Juli 1905, also auch vor meiner Reise ins Choleragebiet, mit liebenswürdiger Unterstützung des Kollegen Dr. Baum in Odernheim in der Pfalz nochmals bei drei typhuskranken Kindern, gleichfalls schon ungefähr in der dritten Woche der Krankheit stehend, einen Versuch mit Bolus machte, der im ganzen ähnlich verlief und auch nicht anders verlaufen konnte wie die Versuche in Landau, weil ich eben damals noch nicht genügend klar sah, und weil ich vor allem, wie ich jetzt annehme, das Mittel in ganz ungenügender und auch in ganz ungeeigneter Weise, vor allem nicht unter strengem Ausschluss der Nahrung, nehmen liess.

Im übrigen berücksichtige man bei meinen Typhusversuchen, dass es sich durchweg um bereits vorgeschrittene mindestens in der dritten Woche befindliche Fälle handelte. Es stand eben nicht in meiner Macht mir andere Fälle, etwa solche, die in der ersten Woche der Erkrankung standen, zu meinen ersten Versuchen auszuwählen.

Ich stehe also nunmehr mit meinen Bolusuntersuchungen im Spätherbst 1905. Die Frage der vorzüglichen Brauchbarkeit des Mittels bei der asiatischen Cholera war für mich gelöst und trotzdem glaubte ich damals (vor ca. 9 Monaten) noch mit einer näheren Publikation zurückhalten zu sollen, einmal weil ich ja in der Berliner Klin. Wochenschrift die Anwendung des Mittels in annähernd brauchbarer Weise bekannt gegeben hatte, zweitens weil die Cholera im deutschen Nordosten als erloschen angesehen werden konnte und auch anderweitig keine besondere Verbreitung erlangte, und drittens vor allem deshalb, weil es mir notwendig schien, doch noch eine Reihe weiterer Fragen in der ganzen wissenschaftlichen Angelegenheit nach Möglichkeit zu untersuchen.

Eigenversuche

Und zwar kam zunächst nochmals für mich in Betracht die Frage nach der absoluten Unbedenklichkeit und Ungefährlichkeit der Einführung grösserer Mengen des Tonpulvers in den Verdauungskanal.

Ich habe nun im Laufe der letzten Wintermonate und dann auch noch hin und wieder bis in die letzten Wochen hinein an wenigstens fünfzig verschiedenen Tagen stets **grössere Mengen Bolus** in Aufschwemmung zu mir genommen, ohne auch nur ein einziges Mal irgendwelche besondere Belästigungen oder gar nachfolgende Verdauungsstörungen oder dergl. bemerkt zu haben. Speziell in den Monaten Januar, Februar und März nahm ich an je zehn Tagen 150 g, dann an weiteren 10 Tagen je 200g und schliesslich an 10 Tagen je 250 g, also 1/3 Pfund. Ich trank das Pulver stets in den frühen Morgenstunden, etwa um 5-6 Uhr in den völlig leeren Magen, um dann um 7 Uhr ein reichliches Frühstück folgen zu lassen. Auch in bezug auf meine übrige Ernährung liess ich keinerlei Änderung eintreten und war auch niemals dazu veranlasst. Stets habe ich auf einen Versuchstag wenigstens einen Tag ohne Boluseinfuhr folgen lassen.

Ich wiederhole, bei all diesen Versuchen habe ich weder eine Appetitabnahme noch auch eine Abnahme des Körpergewichts noch überhaupt eine Störung des Allgemeinbefindens eintreten sehen, wenn ich nicht den einzigen, eigentlich ziemlich nahe liegenden Umstand erwähnen will, dass sich hin und wieder — keineswegs immer — gegen Ende des Versuches, also ungefähr 18-24 Stunden nach dem Einnehmen eine gewisse Obstipation bemerkbar machte, die ich übrigens bis jetzt noch niemals durch ein den Stuhlgang förderndes Mittel zu beheben veranlasst war.

Ebensowenig ist mir bis jetzt bei den Dutzenden von Personen, die das Pulver zum Teil in grossen Mengen eingenommen haben, irgendwelche nachteilige Wirkung bekannt geworden.

Andererseits aber hat sich bei diesen Versuchen sowohl bei mir selbst als auch bei anderen Personen die höchst beachtenswerte Tatsache ergeben, dass der Ton sehr bald nach seiner Einführung in den Darm in ganz auffälliger Weise auf die Darmperistaltik anregend wirkt, sowohl im kranken unter dem Einfluss der Bakterientätigkeit stehenden Darmrohr als besonders auch im gesunden.

Bei der asiatischen Cholera wie auch bei schweren perniziösen Brechdurchfällen ist bekannt, dass die anfänglich so häufigen Durchfälle nach einiger Zeit nachlassen oder auch gänzlich sistieren können, ohne dass diese Erscheinung. solange das Erbrechen noch fortbesteht, irgendwie als günstig gedeutet werden darf (Wunderlich, Eichhorst u. a.). Dass nun bei derartigen Fällen von asiatischer Cholera sowohl wie auch infektiösen Brechdurchfällen mit der Einführung genügender Mengen von Bolus die Darmperistaltik wieder mächtig angeregt wird[1], kann nicht weiter wundernehmen, weil eben diese Darmlähmung (Intoxikationserscheinung) durch die Heilwirkung des Pulvers alsbald beseitigt wird.

Hingegen musste mich ziemlich überraschen, dass auch im gesunden Darm der Ton, in grösseren Mengen eingeführt, sehr bald nach der Einführung ganz entschieden auf die Peristaltik förderlich einwirkt. So habe ich wiederholt wahrnehmen können, dass, wenn ich trüh um 5 Uhr im nüchternen Zustande 150-250 g Bolus einnahm, schon nach einer Stunde und einmal sogar schon nach 50 Minuten ein reichlicher Stuhl erfolgte, dem schon deutliche Bolusspuren bei-

---

[1] Herr Kollege Dr. Haak wie auch die Krankenschwester konnten in dieser Hinsicht den alsbald bei den mit Bolus behandelten Gnesener Cholerakranken sich ganz intensiv geltend machenden Stuhldrang nicht drastisch genug schildern.

gemengt waren. Im Laufe der nächsten 12-18 Stunden erfolgte dann noch 2-3 mal Stuhl, der schliesslich ganz aus Bolus bestand, und erst ungefähr nach Ablauf dieser Zeit nahmen die Ausscheidungen, manchmal, wie schon erwähnt, bei sehr trockenem Stuhl wieder die normale Beschaffenheit an. Nicht selten aber war die Peristaltik, ohne dass es irgendwie zu Durchfällen kam, so rege, dass der Stuhl schon nach 5 Stunden nach Einführung des Pulvers mir mehr ganz geringe tonige Beimengungen enthielt.

Ich glaube, dass diese Erscheinung der erhöhten Darmperistaltik im wesentlichen als Reizwirkung veranlasst durch den massigen Fremd-körper (260 g) auf die Darmmuskulatur, aufzufassen ist.

Die Tatsache nun, dass wir den Ton in sozusagen unbegrenz-ten Mengen in unseren Körper einführen dürfen, dass wir ihn in drei- und vierfachem Quantum einnehmen dürfen, als es zur Bekämpfung gewisser Bakterienkrankheiten im Darmkanal notwendig sein wird, scheint mir nun überaus beachtenswert in bezug auf die Behandlung gewisser Vergiftungen.

Noch eben, zu Ende Juli d. Js., wo ich mit dem Abschluss dieser Arbeit beschäftigt bin, stelle ich Versuche an mit der Füt-terung von Hunden mit Arsen unter gleichzeitiger Einverleibung von Bolus. Die nähere Veröffentlichung der Resultate dieser Versuche muss ich jetzt noch zurückstehen. Jedoch erachte ich es schon jetzt geradezu für meine ernste Pflicht, die Kollegen dringend zu bitten, wenigstens bei allen schweren oder ganz verzweifelten Fällen von Metall- und Säurevergiftungen und vor allem auch bei den mit Recht so gefürchteten Konservenvergif-tungen möglichst grosse Mengen von Boluspulver (150-200 g) möglichst auf einmal in den Verdauungstrakt einzuführen, weil wir wohl hierdurch in zuverlässiger Weise, je nach der Lage des Falles, ein Mehrfaches erreichen können, vor allem die Einhül-lung und Nichtresorption der noch nicht gelösten giftigen bzw. ätzenden Substanzen; ferner die Verhütung der Überwucherung der Bakterientätigkeit auf der ihres natürlichen Schutzes (des Darmepithels) mehr oder weniger beraubten Darmschleimhaut.

Erklärungsversuche

Im weiteren hat mich im Laufe des letzten Jahres noch sehr allgelegentlich beschäftigt die Frage der physikalischen Beschaffenheit des Bolus. Ohne mich in dieser Hinsicht allzu sehr in Einzelheiten verlieren zu wollen, sei nur noch folgendes bemerkt:

Bekanntlich gehört der Bolus im mineralogischen Sinne zur grossen Gruppe der Tone und speziell zum Kaolin oder zur Porzellanerde, die in verschiedenen Gegenden grosse Gang- und Lagermassen bildet. Der Kaolin liefert die Hauptmasse für die Fabrikation des Porzellans. Welch äusserst wichtige Verwendung die Tone (gewöhnliche Lehmarten) zu ähnlichen Zwecken finden, ist bekannt, indem die ganze Töpferei und Ziegelei wesentlich auf ihrem Vorkommen beruht. (Naumann und Zirkel, Mineralogie, Leipzig 1898.) Um es kurz zu sagen, der Bolus oder die feine Porzellanerde, Kaolin, ist seiner physikalischen Wesenheit nach nichts anderes, als ein feiner Ton, möglichst frei von anderweitigen mineralogischen Beimengungen (Eisen, Kalksalze etc.) und es gilt deshalb für den Bolus im physikalischen Sinne genau dasselbe, was für den Agrikulturbegriff „Erde" oder „Erdreich" gilt, denn der wichtigste Bestandteil unseres Ackerlandes ist eben der Ton (Aluminiumsilikat). Meines Erachtens können wir uns eine mit Pflanzen (Bäumen, Gräsern etc.) besetzte Erdoberfläche ohne jeden Tongehalt überhaupt nicht vorstellen, weil sich jedenfalls nur mit dem physikalischen Begriff des Tones die Vorstellung der Pflanzenernährung vom Boden aus verhindern lassen wird. Diese Pflanzenernährung kann bekanntlich im wesentlichen wenigstens, nur durch Aufschliessung und Assimilation organischer Substanzen vor sich gehen und diese Aufschliessung der organischen Substanzen hinwiederum ist bekanntermassen. die Aufgabe der Bakterien, eine Aufgabe, die sie aber jedenfalls nur bei Anwesenheit von entsprechenden Tonmengen im Erdboden in zweckmässiger Weise erfüllen können.

Es ist darum die Wechselbeziehung zwischen den Tonen oder auch zwischen der Erde oder dem Erdreich oder auch dem Erdboden, wie man sich hier gewöhnlich ausdrückt, und den Bakterien eine

ausserordentlich innige und höchst wichtige und es erscheint kurzweg die Erde im Sinne des Erdreiches als der grosse Bakterienregu-
lator[1]. Auf Grund dieser Vorstellungen, wie ich sie eben dargelegt
habe, musste ich, wie oben bereits ausgeführt wurde, im voraus
annehmen, dass die Tonkörperchen auf keinen Fall grösser sein
dürfen als die Bakterien selbst. Eine Vorstellung, die sich denn auch
bei der mikroskopischen Untersuchung des Tones bestätigt hat. Ich
habe bereits mitgeteilt, dass mir bei meiner Anwesenheit in Berlin auf
der Rückreise vom Choleragebiet von den Herren Gaffky und Kirchner diese ausserordentliche Kleinheit der Tonkörperchen als bereits
bekannt[2] angegeben wurde. Noch Mitte Juli lfd. Jrs. hat mich nun
auch Professor Lehmann dahier, dem ich damals von meinen Untersuchungen und von meiner Absicht der nunmehrigen Publikation
meiner Arbeit Mitteilung machte, dahin informiert, dass Rubner in
seinem Lehrbuch der Hygiene, 7. Aufl. 1903 dieses Verhältnis der
ausserordentlichen Kleinheit der Tonkörperchen kurz erwähnt mit den
Worten: „Die kleinsten schwebenden Körperchen, deren Entfernung
aus dem Trinkwasser wünschenswert erscheint, sind keineswegs die
Spaltpilze, sondern die Lehm- und Tonpartikelchen, deren sich bei
leichter Trübung bis zu 30 Millionen in einem Kubikzentimeter Wasser befinden. Ihr Durchmesser beträgt vielfach weit weniger als
1/1000 mm."

Diese Äusserungen der vorerwähnten Autoren über die Kleinheit der Tonkörperchen habe ich im allgemeinen so auffassen zu

---

[1] Siehe hier die Ausführungen Rubners, Lehrbuch der Hygiene.
1890. pag. 91 u. 93, wo u. a. von der „reinigenden und desinfizieren-
den Kraft des Bodens" die Rede ist. Rubner hat sehr Recht, wenn er
dem Boden eine desinfizierende Kraft beimisst, ähnlich wie Pettenkofer von der Selbstreinigung des Bodens spricht. Aber warum wollen wir dann nicht mittels des Bodens gelegentlich das im kleinen
tun, was der Erdboden stündlich und täglich im grossen bewirkt?

[2] Verschiedenen in bakteriologischen und hygienischen Fragen wohl
versierten Kollegen waren übrigens diese Verhältnisse noch unbe-
kannt.

müssen geglaubt, dass es eben neben grösseren Tonkörperchen auch solch ausserordentlich kleine gebe, während ich selbst auf Grund einer ausserordentlich grossen Zahl von **mikroskopischen Untersuchungen** zu der Ansicht neige, dass es überhaupt keine grossen und keine kleinen Tonkörperchen gibt, sondern dass sie alle gleich gross sind und zwar kleiner als die kleinsten Bakterien, Abgesehen davon, dass ich mich nun einmal des Gedankens nicht erwehren kann, als wären jene Tonteilchen, die grösser wären als die Bakterien, sozusagen nebensächlich für den ganzen Stoffwechsel in der Natur oder besser für die zweckmässige Zusammenarbeit mit den Bakterien (Aufschliessung der organischen Substanzen), glaubte ich mich in ausserordentlich zahlreichen **mikroskopischen Untersuchungen** aller möglichen Tonarten und besonders auch des weissen Bolus überzeugen zu können, dass die Tonkörperchen eben gleich gross sind und wie schon erwähnt kleiner als die kleinsten Bakterien. Bezüglich dieser mikroskopischen Untersuchungen des Tones sei mir vom technischen Standpunkt noch folgendes gestattet: Es ist durchaus nicht sehr leicht, auf den Objektträger die Tonkörperchen in grosser Zahl isoliert, als Einzeldinge zu Gesicht zu bringen. Am besten gelang mir dies durch folgende Methode: Man bringt auf den Objektträger eine ganz kleine Spur, etwa stecknadelkopfgross, des gut trockenen und feinverriebenen Tonpulvers, wie es in den Apotheken stets erhältlich ist, und bearbeitet diese kleine Menge durch sehr häufiges leichtes Aufstossen mit einem feinen Haarpinsel, welcher natürlich, etwa in Alkohol und Äther, entsprechend gereinigt und völlig getrocknet sein muss. Verfährt man auf die vorbeschriebene Weise, so kann man bei den stärksten uns zur Verfügung stehenden Vergrösserungen und vor allem in Immersion, allerdings nur mit den besten Instrumenten, folgendes Bild gewärtigen:

Es finden sich in jedem Gesichtsfeld unzählige kleine punktförmige, anscheinend runde (etwa an die Form der Gonokokken erinnernde) stark lichtbrechende Körperchen. Ich musste mich bei diesem Aufleuchten dieser kleinen Körperchen, wenn man die Mikrometerschraube, besonders bei guter künstlicher Belichtung, spielen lässt, immer wieder an das Bild des Sternenhimmels erinnern. Neben diesen zahlreichen einzelnen Körperchen finden sich dann viele zu zweien und zu dreien aneinander gelagert; alle übrigen Gebilde des mikroskopischen Bildes müssen ungefähr als Rosettenformen [1] oder als feine wolkige Trübungen angesprochen werden, ohne dass noch die Möglichkeit einer näheren Differenzierung in Einzelelemente gegeben wäre. Dass aber diese Rosettenformen oder diese wolkenförmigen Gebilde als Aggregate von einzelnen Tonkörperchen anzusprechen sind, glaube ich besonders aus folgendem Umstande schliessen zu dürfen: Lässt man an einem gut gelungenen Präparate, in dem man recht viele einzelne Körperchen vorfindet, zwischen Objektträger und Deckgläschen eine Spur destillierten Wassers einfliessen, so gewahrt man, wie diese vorher einzeln gelagerten Tonkörperchen zu grösseren Gebilden und wolkenförmigen Häufchen durch das sich verdrängende Wasser zusammengeschoben werden, ohne dass jetzt noch die Möglichkeit einer Differenzierung in Einzelelemente für das Auge im gleichen Grade besteht wie vorher. Noch füge ich hier folgendes bei:

Eine Einbettung des Präparates in irgend eine Substanz empfiehlt sich meines Erachtens nicht. In Präparaten aus einer ganz dünnen wässerigen Aufschwemmung von Bolus oder Lehm sieht man wohl sehr viele einzelne Tonkörperchen, im übrigen ist aber das mikroskopische Bild viel weniger klar als bei Trockenpräparaten. Bei diesen Wasserpräparaten kann man übrigens gelegentlich die Beobachtung machen, dass kleine Bakterien, deren es natürlich auf dem der Luft ausgesetzten Pulver stets gibt, sich noch eben in lebhafter Bewegung befinden, um sofort in Ruhe zu kommen, wenn sie in die Nähe der Boluskörperchen geraten, an die sie allenthalben anstossen, weil eben zwischen den Tonkörperchen nicht genügend Raum für die Bakterien ist. Die Färbbarkeit der Tonkörperchen halte ich für ausgeschlossen. Bei Deckglaspräparat glaubte ich nur einzelne Stellen des Deckgläschenrandes befestigen zu dürfen, um den Luftzutritt zwischen Objektträger und Deckgläschen nicht zu verhindern, weil sonst leicht durch die gestörte Verdunstung bei Temperaturschwankungen Störungen im mikroskopischen Bilde durch Wasserdampfkondensierung eintreten. Zu erwähnen ist noch, dass das mik-

---

[1] Siehe die später noch zu erwähnenden mineralogischen Lehrbücher.

roskopische Präparat der Tonkörperchen insofern eine ausserordentliche Ausnahmestellung einnimmt, als wir dasselbe minutenlang der Flamme aussetzen und den Objektträger sogar zum Glühen bringen dürfen, ohne dass sich das mikroskopische Bild, wie ich mich vielmals überzeugt habe, im wesentlichen ändert. Es kann das nicht wundernehmen, da ja das Aluminiumsilikat oder der Kaolin sogar vor der Lötrohrflamme unveränderlich ist.

Die möglichste Klarstellung der Frage, ob es tatsächlich nur diese ganz kleinen den Kokkenformen der Mikroorganismen ähnliche Tonkörperchen gibt oder auch andere um ein Mehrfaches oder Vielfaches grössere, die sich nicht mehr durch gelegentliche physikalische Einwirkung z. B. durch Feuchtigkeit, Frost, mechanischen Druck etc. weiter zerlegen lassen, wird vom rein wissenschaftlichen Standpunkt aus gewiss höchst beachtenswert erscheinen, wenn auch in praktischer Einsicht dieser Frage eine weitere Bedeutung kaum noch zukommen wird, nachdem wir uns ja mit jenen Leistungen der Tonkörperchen den Bakterien gegenüber, die wir schon kennen und über die ich mich in dieser Arbeit so vielfach vorbereitet habe, durchaus zufrieden geben dürfen.

Noch will ich hier bemerken, dass mir scheinen will, als stän den die Auffassungen der Mineralogen über die Formbeschaffenheit der kleinsten Tonteilchen meiner eigenen Auffassung wenigstens nicht entgegen insoferne, als überhaupt in den Lehrbüchern der Mineralogie eine bestimmte einheitliche Meinungsäusserung über die Grösse und Formverhältnisse der Tonelemente eigentlich nicht verzeichnet ist, was auch gar nicht überraschen darf, da meines Erachtens die vorwürfige Frage weit mehr den Hygieniker und Bakteriologen als den Mineralogen beschäftigt.

Ich verweise hier nur auf folgende mineralogische Literatur:

Zirkel, Mikroskopische Beschaffenheit der Mineralien und Gesteine; Leipzig, 1873.
Zirkel — Naumann, Elemente der Mineralogie, Leipzig 1898.
Rosenbusch, mikroskopische Physiographie der Mineralien, Stuttgart, 1905.

Bezüglich meiner Auffassung. dass die Tonkörperchen alle etwa gleichgross[1] und dabei kleiner als die Bakterien selbst seien, war mir nun unter anderem auch höchst interessant eine Äusserung unseres Würzburger Hygienikers Lehmann, die derselbe einem Vortrag über „die neuesten Ergebnisse bei der Erforschung der Infektionskrankheiten[2])" angefügt hat. Im Anschluss an seine Mitteilungen über den dermalen Stand der Protozoenforschung und über jene Krankheiten, die bis jetzt als auf Protozoen - Infektion beruhend aufzufassen seien, streift er die Frage, ob es wohl überhaupt noch kleinere Bakterien gebe als diejenigen, die wir bis jetzt kennen und. kommt zu dem Schlusse, dass dem jedenfalls nicht so sei. Lehmann sagt wörtlich: „Wir kennen nicht einen so kleinen Spaltpilz, dass er ernstlich an der Grenze der Sichtbarkeit stände. Esmarch hat sich vollkommen vergebens bemüht, einen die Filter passierenden, Fäulnis oder Gärung erregenden Organismus aus faulender oder gärender Flüssigkeit der verschiedensten Art zu gewinnen. Niemals erregt das Filtrat weitere Zersetzung einer frischen Nährlösung. Es gibt also jedenfalls keine unsichtbar kleine Gärungs- und Fäulnisbakterien, was wahrscheinlich macht, dass es auch keine unsichtbar kleine pathogenen Bakterien gibt."

Wäre ich selbst im Laufe der letzten Jahre besonders seit meiner Beschäftigung mit der mikroskopischen Beschaffenheit der Tonkörperchen zufällig vor der Frage gestanden, ob es wohl noch kleinere Bakterien geben werde als diejenigen, die wir schon kennen, so hätte ich diese Frage mit einem entschiedenen Nein beantworten müssen, weil eben eine solche Annahme meine ganze Lehre bezüglich der Beziehung der Tonkörperchen zu den Bakterien und bezüg-

---

[1] Es sei hier noch darauf aufmerksam gemacht, dass wir bei den stärksten Vergrösserungen neben den erwähnten glänzenden Körperchen (Kieselsäurekristalle?) einzelne noch feinere unregelmässig geformte dunkle Partikelchen im Boluspräparat wahrnehmen können, die wohl als anderweitige Beimengungen, Eisen- und Karbonatverbindungen, aufzufassen sind.

[2] Gehalten in der 2. Versammlung der bayerischen Medizinalbeamten am 3. Juni 1905. Siehe Zeitschrift für Medizinalbeamten. 1905.

lich der Einwirkung des Tons auf die Bakterienkrankheiten so zu sagen auf den Kopf gestellt hätte. Wenn nun Professor Lehmann, dessen Autorität auf dem Gebiete der Bakterienmorphologie eine anerkannte ist, auf einem ganz anderen Wege zu dem gleichen Resultate kommt wie ich, so ist dies inbezug auf meine eigene Auffassung gewiss beachtenswert.

Einige einfache Beobachtungen an Tonerde

Des weiteren hat mich im Laufe des letzten Halbjahres noch des näheren interessiert das Verhalten des feinen Boluspulvers im frischen Wasser, nachdem ich seit längerem einsehen musste, dass sich das Pulver am bequemsten in Wasser aufgeschwemmt nehmen lässt.

Welchen eigenartigen Zerfall hart getrocknete Tonkugeln im Wasser erfahren, haben wir schon oben kennen gelernt. Der Annahme und Tatsache nun, dass die Tonkörperchen ganz ausserordentlich kleine, noch nicht bakteriengrosse Gebilde sind, entspricht die weitere, ganz selbstverständliche Erscheinung der ausserordentlich grossen Verteilbarkeit und Aufschwemmbarkeit kleiner Tonmengen in frischem Quellwasser. In dieser Hinsicht bin ich durch vielfache Versuche zu einem Resultat gekommen, das immerhin einigermassen überrascht, dass man nämlich noch eine ganz deutliche Trübung erhält, wenn 1,0 g Bolus mit 30 000 g oder 30 Liter Wasser vermischt werden und dass bei 1 : 10000 (1,0 : 10 l Wasser) die Trübung schon so bedeutend wird, dass die Durchsichtigkeit des Wassers z. B. die Möglichkeit, durch die Wassersäule hindurch groben Druck lesen zu können, völlig aufgehoben ist. Ich bin bei diesen Versuchen so verfahren, dass ich die kleine Menge Tonpulver erst im Reagenzkolben durch starkes Umschütteln aufschwemmte und dann erst der grösseren Wassermenge unter Umrühren beigesetzt habe.

Auf der anderen Seite hat mich bei entsprechenden Versuchen sehr angenehm die Tatsache überrascht, dass sich das weisse Boluspulver noch im Verhältnis von 1,0:2,5 und sogar von 2,0:2,5 aufschwemmen lässt, d. h. 100 g Bolus mit 250 g Wasser und sogar 200 g Bolus mit 250 g Wasser (1/4 l) vermischt gibt eine nicht etwa breiige sondern noch gut flüssige Masse; eine für den innerlichen Gebrauch wertvolle Erscheinung, weil wir so in der Lage sind, mit relativ kleinen Wassermengen (1/4 l) auf einmal genügende und bei manchen Affektionen mehr als genügende Bolusmengen in den Körper durch Trinkenlassen einzuführen.

Beim Vermischen besonders von grösseren Bolusmengen mit Wasser z. B. 100: 250 erscheint es recht zweckmässig oder vielmehr notwendig auf folgende Weise zu verfahren.

Man bringt zuerst das Wasser in das Gefäss und schüttet das Pulver, etwa mittelst eines rinnenförmig gefalteten Papiers, auf das Wasser. Auf diesem schwimmt dann das Pulver zunächst, um binnen 1-2 Minuten schneefallartig zu Boden zu sinken, und wenn man nun das Ganze, nach völligem Untersinken des Tonpulvers, gut umrührt, so erhält man eine ganz homogene rahmartige weissgelbe Flüssigkeit.

Hingegen ist die Aufschwemmung des Boluspulvers in Wasser schon bei niedriger Konzentration mit Schwierigkeiten verbunden, wenn man etwa das Pulver zuerst in das Glas bringt und dann das Wasser aufschüttet; infolge der plastischen Eigenschaft des Tons klebt dasselbe dann zu dickbreiigen Gebilden zusammen, die sich nur mühsam durch längeres Umrühren aufschwemmen lassen und

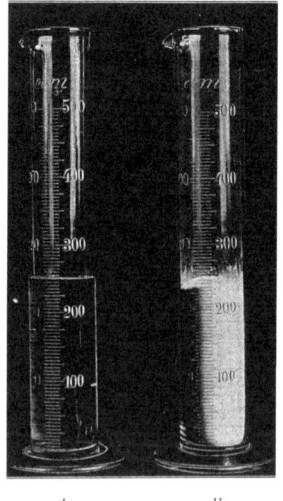 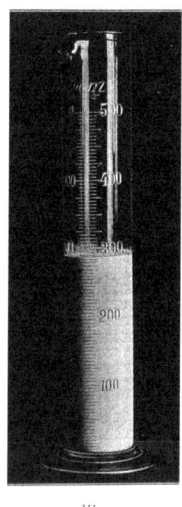

I.   II.   III.
250 g Wasser.   100 g Bolus.   250 g Wasser mit 100 g Bolus vermischt.

78

die beim Trinken der Masse leicht Widerwillen erregen, während die dünnflüssige Bolusaufschwemmung durchweg sehr gerne genommen wird. Bei den vorerwähnten Versuchen überrascht noch die hierbei zutage tretende überaus geringe Volumszunahme beim Vermengen des Pulvers mit Wasser, wie aus den beigefügten Photogrammen hervorgeht:

Im Messzylinder I. findet sich 1/4 l Wasser; im Messzylinder II., fast den gleichen Raum von 260 ccm einnehmend, finden sich genau 100g Bolospulver. Bringt man nun diese 100 g Pulver in 250 g Wasser (Messzylinder III.), so steigt die Flüssigkeitssäule nur um ca. 40 ccm. Diese bedeutende Volumsminderung des Pulvers beim Eintauchen in Wasser beruht eben auf dem ausserordentlich lockeren Aggregatszustand der trockenen gepulverten Bolusmasse, zwischen welcher die Luftteilchen in ungefährem Verhältnis von 5:1 suspendiert sind.

Gedanken zur Wirkung des Tons an Bakterien

An dieser Stelle erachte ich es für angezeigt, die Untersuchungen von Emmerich und Gemünd bezüglich des Tons als Nährboden für Mikroorganismen kurz zu berühren[1]. Wie aus meiner ersten Arbeit, 1898 Nr. 46 d. M. M. W. (Anmerkung: Münch. med. Wochenschrift) hervorgeht, bin ich ja a priori von der Annahme ausgegangen, dass der Ton, sozusagen der Repräsentant der anorganischen Materie, sich zur Vermehrung der Mikroorganismen unmöglich gut eignen könne, und war ja diese Annahme eigentlich der erste Ansporn zu meinen Untersuchungen. Und wenn nun Emmerich auf dem Wege des Kulturversuches experimentell festgestellt hat, dass auf Lehm die Typhusbazillen nicht vorwärts kommen, so scheint mir dieses Resultat als ein geradezu selbstverständliches. Das wäre nicht übel, wenn

---

[1] Dass Emmerich den Lehm als ungeeigneten Bazillennährboden erklärt hat, war mir seit einigen Jahren bekannt. Auf die Originalarbeit selbst aber, Münch. med. Wochenschr. 1904, Nr. 25, hat mich Prof. Lehman hier gelegentlich der mit ihm Ende Juli d. Ja. gehabten Besprechung in freundlicher Weise aufmerksam gemacht.

auf dem Erdboden Mikroorganismen wachsen könnten ! Dann wäre für uns Menschenkinder überhaupt niemals Platz gewesen. Man verstehe mich wohl: Freilich können auf der Erde Bakterien (allgemein genommen) wachsen, aber nicht auf dem Erdboden als solchem, sondern nur auf dessen organischen Beimengungen und Verunreinigungen.

Ich meine weiter, dass schon auch um deswillen die Frage, ob auf Ton (Lehm, Bolus etc.) Mikroorganismen wachsen können, von vornoherein als geradezu indiskutabel erscheinen sollte, weil der Begriff des Bakterienwachstums doch notwendig den weiteren Begriff des Stoffverbrauches involviert, und von einem Stoff verbrauch kann bekanntlich bei Lehm (streng mineralogisch genommen) keine Rede sein. — Oder hat man schon jemals eine Flamme ohne irgendwelchen Verbrauch von Brennmaterial gesehen? Und Bakterientätigkeit ist doch bekanntlich auch eine Verbrennung.

Dies vorausgeschickt, kann ich die weiteren Mitteilungen Emmerichs, dass er die Lehmböden einiger gewisser Orte als für das Wachstum der Typhus- oder Cholerabazillen geeignet kennen gelernt habe, nur in dem Sinne verstehen, dass dieser Lehm eben mehr oder weniger verunreinigt war.

Wie oft habe ich mir, um dies hier einzuflechten, gerade diesen Punkt unserer Frage unter anderem auch in folgender Form zurechtlegen müssen:

Wenn ich mit meinem weissen Pulver zu einem vielerfahrenen Bakteriologen gegangen wäre und hätte ihn gefragt, ob man wohl auf diesem feinen Pulver eine Bakterienkultur anlegen könne; es sei eine völlig sterile Masse, es sei Aluminiumsilikat, kurz es sei Erde, die man ausglühen dürfe, ohne dass sie sich irgendwie verändere oder, die eben erst ausgeglüht worden sei, dann hätte mich der Herr wohl verwundert angesehen und hätte gesagt: „Auf einem solchen Pulver können natürlich keine Bakterien wachsen". „Gut denn", hätte ich dann antworten müssen, „dann drehen wir die Rollen um und schütten das Pulver auf die Bakterien, von denen wir wollen, dass sie nicht wachsen"[1].

Auf die weiter von Emmerich entwickelten Vorstellungen über die Ursache des Nichtgedeihens der Typhus- und Cholerabazillen auf Lehmböden kann ich ihm auf Grund meiner eigenen Untersuchungen nicht folgen.

Im übrigen aber verstehe und würdige Ich den Enthusiasmus, mit dem Prof. Emmerich in der zitierten Arbeit und auch neuerdings wieder (Referat in der Zeitschrift für Medizinalbeamte 1906, p. 574) der Pettenkofer'schen Bodentheorie das Wort redet, sehr wohl, wie ja auch der ganze Gedankengang in meiner eigenen vorliegenden Arbeit der Idee des ausgezeichneten, weitschauenden Meisters der Hygiene nichts weniger als widerspricht.

Wer nun meine Ausführungen in der vorliegenden wissenschaftlichen Abhandlung und den Gang meiner Untersuchungen aufmerksam verfolgt hat, der wird zugeben können, dass meine Arbeiten gerade auch in den letzten Monaten und seit meiner letzten Reise ins Choleragebiet vor allem in Rücksicht auf die praktische Anwendung unseres Mittels in sehr bemerkenswertem Grade gefördert worden sind. Wenn ich auch schon vor Jahren bestimmt annehmen durfte, dass ich durch Verabreichung von Tonpulver Brechdurchfall und asiatische Cholera in zuverlässiger Weise heilen könne und wenn mich die in Nakel und in Gnesen bei asiatischer Cholera erzielten Erfolge überaus hochgemut stimmen mussten, so werde ich doch nunmehr mit noch grösserer und geradezu unbegrenzter Zuversicht in geeigneten Fällen den Kranken gegenübertreten können, weil ich vor allem die Möglichkeit einer nachteiligen Wirkung nunmehr völlig ausschliessen kann.

---

[1] Hier verweise ich noch auf die Arbeit von Aufrecht, der im Verfolg meiner ersten Arbeit (1898) eine Bolusgaze konstruierte, die sich bei vielfachen bakteriologischen Versuchen als völlig steril erwies. (Deutsche med. Wochenschr.1905. Nr. 38.)

Man vergegenwärtige sich, um wieviel geklärter die Dinge jetzt vor mir liegen mir Vergleich zu den schüchternen Versuchen in der Münchener Poliklinik, wo ich bei Säuglingen einen kleinen Teelöffel voll Bolus in warmem Zuckerwasser verabreichte, und im Vergleich zu der noch im September 1905 im Regierungsgebäude in Gnesen gegebenen Verordnung und schliesslich auch im Vergleich zu der allzuängstlichen Anwendungsweise im Garnisonslazarett zu Landau.

Wir stehen also vor einem Heilmittel, bei dem es nur ein Zuwenig, kaum aber jemals ein Zuviel gibt; ein Zuviel höchstens in dem Sinne, als man ja bekanntlich auch einmal zu viel Kirschen und zu viel Kuchen und zu viel Braten essen kann.

Und nun noch einige Zeilen zur theoretischen Seite der ganzen so sehr interessanten therapeutischen Frage.

Als ich am Schlusse meiner am 6. September 1905 mit Geheimrat Gaffky gepflogenen kurzen Unterredung nochmals darauf zurückkommen wollte, wie ich mir die Wirkung des Mittels theoretisch zurechtgelegt habe, glaubte mich derselbe bei der ihm damals allzukurz zugemessenen Zeit mit folgenden trefflichen Worten verbescheiden sollen: „Herr Kollega, mit Theorien heilt man keine Cholera; liefern Sie uns den Beweis, dass Sie Cholera heilen können, dann werden wir mit der Theorie schon fertig werden". Auf diese Äusserung, die mich als Praktiker gerade im Munde eines so bedeutenden Bakteriologen besonders sympathisch berührte, könnte ich mich hier kurzweg beziehen und könnte, nachdem ich den Beweis, dass ich Cholera heilen kann, soweit es mir eben möglich war, erbracht habe, die Theorie der Heilwirkung des Tones bei den gemeinten Bakterienkrankheiten anderen überlassen. Immerhin aber hat es gerade für mich, der ich auf dem Wege so überaus, mühsamer Untersuchungen und Versuche zu einem soviel versprechenden Resultate gekommen bin, einen gewissen Reiz , mich nunmehr nochmals im Nachgange zu den früheren gelegentlichen Erörterungen in dieser Arbeit mit der Theorie der ganzen Frage so gut als möglich abzufinden. Wird ja doch immer der praktische Erfolg in dieser wie in jeder anderen Heilfrage weitaus das erste Wort zu sprechen haben.

Dies vorausgeschickt, will mir nun scheinen, dass wir die vielerörterte eigenartige Einwirkung grosser Mengen von Bolus-Pulver auf die Bakterien kurzweg als bakterienphysiologische Reaktion bezeichnen dürfen.

Wie wir unter einer chemischen Reaktion das Resultat der Einwirkung eines Körpers auf die bereits gegebenen Beziehungen zweier oder mehrerer Körper zu einander verstehen dürfen, so werden wir unter dem Begriff der physiologischen Reaktion die Einwirkungserscheinung eines Körpers auf gewisse reguläre Lebensvorgänge gewisser Lebewesen zu verstehen haben. Bei der Atmung z. B. vollzieht sich eine physiologische Reaktion; das Hämoglobin des Blutes verwandelt sich in Oxyhämoglobin. Dieser allbekannte physiologische Vorgang erfährt nun eine Änderung im nachteiligen Sinne, wenn statt des Sauerstoffes der Luft Kohlenoxydgas oder Leuchtgas zur Einatmung gelangt.

So haben nun auch die Bakterien ihre Physiologie, denn sie sind Organismen, sind Lebewesen. Die wesentlichste physiologische Äusserung der Bakterien ist nun Bakterienvermehrung bei gleichzeitigen mehr oder weniger toxischen Ausscheidungen, der Giftbildung. Diese allerwichtigste Lebensäusserung der Bakterien (Vermehrung und Toxinbildung) kann sich jeweils nur auf Kosten anderweitiger organischer Gewebe oder Gewebssäfte (Nährboden) vollziehen und diese gleiche wichtige Lebenssäusserung der Bakterien (Vermehrung und Toxinbildung) muss nun geradezu momentan sistiert werden, sobald wir die Bakterien von ihrem Nährboden trennen und das vermögen wir nun tatsächlich durch die Tonkörperchen in sehr ausgiebiger und genügend vollständiger Weise, ohne dass wir die Nährböden selbst, nämlich die Schleimhäute oder Wunden der Kranken, auch nur im allergeringsten nachteilig beeinflussen.

Zum Begriff einer chemischen oder physiologischen Reaktion gehört nun auch, dass die Reaktion vollständig vor sich geht oder aber, wie wir uns ausdrücken, dass das betreffende Reagens im Überschuss zur Anwendung gelangt. In diesem Sinne habe ich auch bereits in der vorläufigen Mitteilung der Berl. klin. W. (1905) die Wendung gebraucht: „Überschütten wir die Bakterien im Überschuss mit anorganischer Substanz etc."

Ebenso folgt weiter mit strengster logischer Konsequenz, wenn meine vorstehenden Reflexionen auch nur in einigem zutreffend sind, dass wir die angestrebte und erzielte bakterienphysiologische Reaktion (Entziehung des Nährbodens) nicht wieder durch Einführung eines anderweitigen Nährbodens (Nahrungsmittel) aufheben oder stören dürfen. Darum erscheint es als absolute Bedingung, dass bei Anwendung unseres Mittels jegliche Nahrungsaufnahme mit Ausnahme frischen Trinkwassers bis zum völligen Abgelaufensein der Krankheitserscheinungen unterbleibt.

Noch resultiert aus dem Vorstehenden die weitere Erwägung, dass streng genommen überhaupt nicht leicht ein Fall der hier in Frage kommenden akuten infektiösen Darmerkrankungen der gemeinten Therapie unzugänglich sein dürfte, weil ja eben die Zunahme der Erscheinungen fast nur auf Zunahme der Giftwirkung (allmähliche Lähmung des Zirkulationsapparates) und viel weniger auf irreparable Organstörungen zurückzuführen sein wird. Ich bitte darum dringend, gerade bei den allerschwersten und sogar bei absolut hoffnungslos erscheinenden Fällen das Mittel nicht unversucht zu lassen. Gleichzeitig müsste ich aber auch gebeten haben, stets der Schwere der Erscheinungen entsprechend auch die Quantität des Mittels zu erhöhen und dabei besonders energisch, event. unter Anwendung der Schlundsonde zu verfahren.

Wenn nun trotz der bekannten pathologischen Tatsache, dass bei der asiatischen Cholera und jedenfalls auch den schweren Cholera nostras-Fällen die Krankheitserreger über den ganzen Darmtrakt ausgebreitet sind und vorwiegend im Dünndarm ihre verheerende Tätigkeit entfalten, bei unserem Verfahren die Krankheitsäusserungen geradezu momentan schon mit der ersten einigermassen ergiebigen Einführung des Mittels in den Magen einen Nachlass erfahren, so wird diese von mir immer wieder beobachtete Erscheinung wohl in folgenden Erwägungen eine ungefähre Erklärung. finden:

Die schweren Krankheitsäusserungen, Erbrechen, Muskelkrämpfe, Somnolenz etc. sind zweifellos, wie längst angenommen wird, im wesentlichen als zentrale Reizungen durch Bakterientoxine aufzufassen; der Giftstrom zum Zentralorgan ist andererseits das Produkt der Massenwirkung der Bakterien. Sobald wir nun auch nur einen relativ sehr kleinen Teil der Bakterien durch einen Schluck der Tonkörperchen - Aufschwemmung von ihrer Beteiligung an der Gifterzeugung ausschalten, so wird schon mit den nächsten Pulswellen die Reizung des Zentralorgans eine geringere und es macht sich darum geradezu momentan mit der allerersten Einführung des Mittels eine relative Euphorie bei den Kranken bemerkbar. Dann aber ist ein ungemein wichtiger Moment — der momentane Nachlass des Erbrechens — gegeben, der zur völligen Überflutung[1] der Darmschleimhaut benutzt werden muss, wenn etwa nicht das Mittel schon im ersten Anlauf in der ganzen Menge genommen werden konnte. Verfahren wir anders und reichen das Mittel in zu kleinen Quantitäten oder in Unterbrechungen, so erschöpft sich die Wirkung des Mittels und der Bakteriengiftstrom gewinnt wieder die Oberhand[2].

Von diesem vorerwähnten Gesichtspunkte aus betrachtet, war, um nochmals auf diesen ungemein wichtigen Punkt zurückzukommen, meine im Bromberger Regierungsgebäude gegebene Anweisung eine durchaus mangelhafte, wie ich mich bereits auf Seite geäussert habe. Auch die in meiner „Vorläufigen Mitteilung" in der B.K.W. gegebene kurze Anweisung, „das Mittel wird in der ganzen Menge, also bis zu 100 g in 1/2 l frischen Brunnenwassers umgerührt und in kleineren Portionen unter häufigem Umrühren getrunken", kann ich nicht mehr für zulänglich erachten.

---

[1] Diese Überflutung durfte ganz unglaublich rasch vor sich gehen. Der Magen kann, wie ich mich bei einem vor vielen Jahren an Brechdurchfall auf der Höhe der Erscheinungen gestorbenen Kranken durch die Autopsie überzeugen konnte, fast bis zur Faustgrösse unter überaus starker Wulstung der Schleimhaut zusammengezogen sein; im serös durchtränkten Darm finden sich gar keine Gase (tiefes Eingezogensein des Unterleibs intra vitam), was die peristaltische Weiterbeförderung des Mittels besonders erleichtert. Es sei hier daran erinnert, dass auch bei dem schwer kranken Szczypinski aus den Gnesener Baracken, nachdem er nachm. 8 Uhr Bolus erhalten hatte, „gegen Abend weisser Stuhl erfolgte". Siehe amtl. Krankenbericht.

[2] Alles hängt natürlich davon ab, dass man sich durch die manchmal sehr heftige Brechneigung nicht beirren lässt auf das Einnehmen des Mittels energisch zu dringen und zwar scheint jeweils der Moment unmittelbar vor dem Abschluss des Brechaktes am günstigsten

Darum gestatte ich mir hier folgende wohl für alle Fälle von asiatischer Cholera und von gewöhnlichem Brechdurchfall geeignete Anweisung zu geben:

Rp.! Boli albae officinalis subtilissime pulverisatae[1] 125,0

DS. Zum innerlichen Gebrauch.

Nach Bericht.

Der Bericht hat zu lauten: Man füllt ein Halbliterglas gut bis zur Hälfte mit frischem Wasser an, schüttet die ganze Menge des Pulvers (ohne zunächst umzurühren!). auf das Wasser, lässt das Pulver völlig zu Boden sinken, rührt dann mit einem Löffel gut um und lässt nun das ganze Quantum womöglich auf einmal oder wenigstens in möglichst kurzer Zeit austrinken.

Kinder mittleren Ältere erhalten 60 g auf ungefähr 150 g Wasser und Säuglinge 80 g auf 70-100 g Wasser in der Saugflasche. Je kälter die Flüssigkeit, um so leichter und angenehmer wird sie genommen; es empfiehlt sich deshalb in der wärmeren Jahreszeit die Beifügung von einigen Eisstücken.

Nach 3 Stunden ist das gleiche Quantum nochmals zu verabreichen und damit wird das Verfahren in den weitaus meisten Fällen beendet sein.

Die Aufnahme irgendwelcher Nahrung und irgendwelchen Getränkes ausser Wasser hat bei Cholera und Brechdurchfall[2] mindestens 18 Stunden lang vom ersten Einnehmen des Mittels an absolut zu unterbleiben.

Ob sich das Mittel hei der Behandlung des Unterleibstyphus so bewähren wird, wie ich vermute, kann nur durch entsprechende Versuche entschieden werden. Ich kann nur sagen, dass ich vor Begierde brenne, Typhusfälle etwa aus den ersten 8-10 Tagen be-

---

[1] Bolus alba s. Argilla s. Bol Turcica s. Terra lemnia s. Terra sigillata etc. ist in den deutschen Apotheken hauptsächlich als Pillenkonstituens offizinell und ist dessen Reinheit durch Staatsaufsicht garantiert.

[2] Ich betone das Wort Brechdurchfall und will durchäus nicht behaupten, dass jeder beliebige Durchfall mit Bol. geheilt weiden kann, da diese Zustände auch auf Amöben, Diätfehlern etc, beruhen können.

handeln zu können. Ich selbst werde auf Grund meiner Versuche an mir während des letzten Winters hier fragen dürfen: „Was soll uns hindern, dass wir einem im Beginne der Erkrankung stehenden Typhuskranken 1-2 Tage hindurch etwa alle 6 Stunden 100 g Bolus eingeben[1] unter Ausschluss aller Nahrung und wie sollen sich überhaupt auf der Darmschleimhaut schwere destruierende Bakterienprozesse abspielen können, wenn wir sie genügend ausgiebig und genügend lange mit unserem Pulver überschütten ?[2]

Der Gang meiner Abhandlung würde es nun logischerweise erfordern, dass ich nochmals auf die Bedeutung unseres Mittels für die Wundbehandlung zurückkomme, von der ich ursprünglich ausgegangen bin. Leider muss ich diesen Punkt aus Mangel an Zeit noch zurückstellen, indem ich heute nur an die Arbeit von Professor Stöckel, z. Z. erster Assistent an der Klinik von Ernst Bumm, (Zentralblatt für Gynäkologie Nr. 23 (1900) erinnere, um andere Beobachter, die das Mittel inzwischen gleichfalls mit Erfolg angewendet haben, zur Zeit noch unerwähnt zu lassen. Ich bemerke für jetzt zur chirurgischen Seite der ganzen Frage nur, dass hier noch Missverständnisse in der Technik der Anwendung und vor allem in der Auffassung der Art der Wirkung. bestehen, die ich wohl zu beseitigen imstande sein werde.

Ferner wäre ich noch sehr versucht, auf die überaus interessante Rolle nochmals zurückzukommen, die unser Mittel in der Geschichte der Medizin gespielt hat, wohl schon so lange, als es denkende Menschen gibt. Doch auch in dieser Hinsicht muss ich mir aus äusseren Gründen Beschränkung auferlegen. Für diejenigen, die meine Abhandlung und besonders auch die historischen Mitteilungen Mcgeles durchgegangen haben, will ich nur beifügen, dass ich noch vor wenigen Tagen von einer Dissertation Einsicht nehmen konnte[3] ,die unser Kollege Gottfried Ries aus Freistadt i. Schl. im Jahre 1660,

---

[1]Ich selbst bin selbstverständlich jederzeit bereit, vor jedem, der ein begründetes wissenschaftliches Interesse daran haben kann, 250 u. 300 g Bolus auf einmal einzunehmen.

[2] Ich verweise hier ausdrücklich auf die schon erwähnte Arbeit Hahns „Über Cholera- und Typhusendotoxime" (Münch.med. Wochenschr. 1906, Nr. 23).

[3] Dank der Freundlichkeit der Universitätsbibliothek Jena.

also vor dritthalbhundert Jahren, der Jenaer mediz. Fakultät vorgelegt hat unter dem Titel: De terra sigillata, in welcher er in dreizehn Kapiteln sich über die ausgezeichnete Brauchbarkeit des Mittels äussert[1]. Noch füge ich hier bei, dass, wer immer die Geschichte der Medizin und speziell der Pharmakologie verfolgt, zugeben wird, dass kaum ein anderes Heilmittel von den ersten Kulturanfängen an bis vor etwa 200 Jahren eine gleich wichtige Rolle im Heilschatz gespielt hat als die „weisse Erde". Klagt doch der berühmte Hamburger Arzt Boeckelius (1597), „dass der Türk, unser Erbfeind, die Länder inne hat, aus denen der Bolus kommt[2]."

Es müsste uns unter diesen Umständen fast wundern, wenn nicht an dem einen oder anderen Orte der bewohnten Erde noch bis in die neueste Zeit von diesem Heilmittel wenn auch oft in unzweckmässiger Weise Gebrauch gemacht worden wäre. Auf jeden Fall könnten wir nunmehr sehr wohl verstehen, wie vielleicht in einzelnen Fällen, wo die vom sicheren Tode bedrohten Menschen in einer Art Verzweiflung das Mittel in grossen Mengen genommen haben, bei geeigneten Krankheiten förmliche Wundererfolge erzielt werden konnten.

Nunmehr, im Lichte der grossartigsten und praktisch wichtigsten medizinisch-naturwissenschaftlichen Errungenschaft der letzten drei bis vier Dezennien (Ergänzung d. Hrsg's.: Jahrzehnte), der Bakteriologie, hebt sich diese so zähe festgehaltene Übung der Alten in überraschender Verständlichkeit ab. Entkleidet man uns der Begriffe Bakterien und Bakteriengifte, so fehlt uns für die Anwendung des Mittels jede wissenschaftliche Basis und jegliche Richtschnur.

Ich schliesse zunächst vorliegende Abhandlung, wobei ich mir freilich bewusst bin, dass ich mit meinen Darlegungen und Unter-

---

[1] Freilich war die Anwendungsweise eine nach Menge und Form absolut irrationelle, wie aus den beigefügten Ordinationen hervorgeht, so dass von einer einheitlichen Wirkung niemals die Rede sein konnte.

[2] Schelenz, Gesch. d. Pharmazie. 1904
(Der Herausgeber distanziert sich von völkerfeindlichen Aussagen)

suchungen bei den mir zugebote stehenden Mitteln die ganze wichtige Frage unmöglich völlig erschöpfend behandeln konnte.

Der Ausblick, den die Frage bietet, erscheint mir soviel versprechend, und dabei so umfassend, dass derselben für die Folge das Interesse der weitesten medizinischen Kreise unmöglich vorenthalten bleiben kann.

Nachtrag

In Rücksicht auf die auf Seite dieser Abhandlung berührte Frage, dass unser Mittel wohl auch zur Behandlung gewisser Vergiftungen Beachtung verdienen müsse, wird es begründet erscheinen, wenn ich im nachfolgenden auszugsweise berichte, was ich noch am 19. September d. J. in der deutschen Gesellschaft für gerichtliche Medizin (gelegentlich der 78. Vers. deutscher Naturf. u. Ärzte) mitteilen konnte:

„Längst ist in der Medizin und speziell auch in der gerichtlichen Medizin bekannt die Ähnlichkeit in den klinischen Erscheinungen bei gewissen Metallvergiftungen und speziell bei der Arsenvergiftung mit den Erscheinungen bei schweren akuten enteritischen Vorgängen bakteriellen Ursprungs, nämlich der Cholera asiatica und der Cholera nostras. Auch viele oder vielleicht die meisten der ätzenden Säuren z. B. der Essigsäure, wie ich mich von dieser letzteren besonders überzeugen konnte[1] vermögen gelegentlich solche schwere der Cholera völlig ähnliche klinische Zustände hervorzurufen. Und zwar ist dieser choleraähnliche Zustand, wie ich glaube mehrfach beobachtet zu haben, nur so ausgesprochener, wenn es sich um mehr subakut verlaufende Vergiftungsfälle handelt, bei denen die eigentliche Ätzwirkuug der gemeinten Gifte gar nicht so bedeutend ist.

Bei derartigen subakuten aber tödlich verlaufenden Vergiftungsfällen findet man dann auch im pathologisch-anatomischen Bild geradezu eine völlige Kongruenz mit dem Bilde bei schweren letal endigenden Brechdurchfällen, während die eigentliche Ätzwirkung oft kaum sichtbar ist.

Woher und warum diese ausserordentliche Ähnlichkeit in den klinischen und anatomischen Erscheinungen bei Erkrankungen, die uns dem ursächlichen Wesen nach doch als recht verschiedene imponieren sollten?

---

[1]Siehe meine kurze Abhandlung „Über einen Fall von Essigessenzvergiftung". Münch. med. Wochenschr. Nr. 22. 1898.

In der vielfachen Erwägung dieser Frage musste ich zu dem Resultate kommen, dass es sich höchst wahrscheinlich bei zahlreichen letal endigenden Vergiftungen der genannten Art weit mehr um sekundäre Bakterienwirkung auf dem allerdings durch das Gift zur Nekrose und Erweichung gebrachten Darmepithel handelt als um eigentliche primäre Giftwirkung[1].

Waren aber diese Erwägungen und Vermutungen, die ich hier nicht näher begründen will, richtig, dann musste das Mittel, das sich mir als ein geradezu ideales bei diesen mehrfach genannten choleraähnlichen Affektionen erwiesen hat, auch bei den in Frage stehenden Vergiftungen grosse Dienste leisten.

Bei dem nun noch anfangs August d. J. vorgenommenen Tierversuch musste ich freilich davon absehen, etwa erst die Tiere durch Gift krank zu machen und ihnen dann das Mittel zu reichen, — denn kranke Tiere fressen nicht mehr — jedoch schien mir der Versuch auch schon in der Weise relativ brauchbar und wertvoll, dass ich feststellen würde, ob bei Einverleibung des Giftes gleichzeitig mit dem Mittel wesentlich mehr von dem ersteren vertragen würde, als man erfahrungsgemäss als krankmachende oder letale Dosis kennt.

Und in dieser Hinsicht haben nun meine Versuche ein mich wenigstens aufs höchste überraschendes Resultat ergeben. Ich gab zwei jungen Hunden, die zusammen 9 kg wogen, in jeweils 400 g Boluspulver mit etwas Milch zu einem Brei angerührt

am	1. Tage	0,2 g	weissen pulverisierten Arsen,
	3.“	0,8“	„ „ „
	5.“	1,5“	„ „ „
	7.“	2,5“	„ „ „
	9.“	0,4“	„ „ „

in den zwischenliegenden Tagen hatten die Tiere jeweils gewöhnliche Nahrung erhalten, und das Resultat war, dass die Tiere

---

[1] Man beachte zu diesem Punkte die von Gruber auch für die Cholera- Bazillen betonte stark nekrotisierende Wirkung auf die Darmschleimhaut. (Hahn loc. cit.)

auch am Morgen des 10. Tages, nachdem sie also tagsvorher 2,5 g Arsen erhalten hatten, mir völlig munter entgegensprangen. Nun gab ich am 11.Tage morgens ein mit der Signatur Arsenic. alb. puriss. Merk versehenes Präparat in der Menge von 3,5 g, abermals mit 400 g Boluspulver und etwas Milch zu einem Brei verrührt; die Tiere frassen im Laufe des Tages die Mischung vollständig und wiederum kamen mir die Tiere am 12. Tage früh munter unter Bekundung grossen Hungers entgegen.

Die Versuche noch weiter fortzusetzen, war ich durch äussere Umstände absolut verhindert.

Ich werde nun wohl bestimmt annehmen dürfen dass diese Arsen-Fütterungen unmöglich so harmlos abgelaufen wären, wenn ich nicht das Gift in dieses eigenartige Pulver, in diese anorganische Materie, über dessen nähere physikalische Eigenschaften ich mich anderen Orts eingehend verbreitet habe, eingebettet hätte, und werde zu dieser Annahme berechtigt sein, wenn ich auch gerne zugeben will, dass meine Tierversuche auf Vollständigkeit der hierbei noch möglichen Feststellungen keinen Anspruch machen dürfen. Mehr konnte ich eben beim Mangel eines Institutes und beim Mangel genügender Zeit im gegebenen Falle nicht erreichen.

Auf jeden Fall aber halte ich mich nunmehr in Rücksicht auf meine Gesamtuntersuchungen in der ganzen Frage des durch die Bolus-Einverleibung für die Darmschleimhaut gegebenen Schutzes zu der weiteren Annahme berechtigt, dass bei allen Metall- und Säurevergiftungen bei Menschen die Einführung dieses Pulvers in grossen Mengen unser vollstes Vertrauen nach jeder Richtung verdient.

Noch muss ich erwähnen, dass ich auf Grund meiner Gesamtversuche noch bei einer anderen Vergiftungsart, die in den letzten Jahren in geradezu beängstigender Weise von sich reden gemacht hat, nämlich bei den sog. Konservenvergiftungen (auch Fleischvergiftungen) von unserem Pulver überaus viel erwarten muss, weil es sich ja auch hier vorwiegend um Bakterientätigkeit und Bakteriengifte handelt."

Vom Herausgeber:

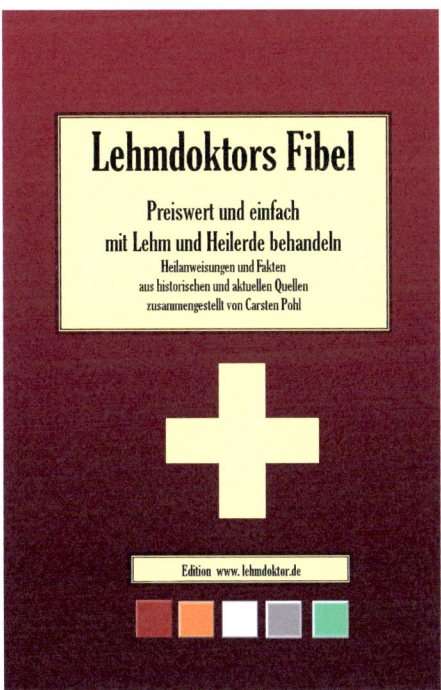

„Lehmdoktors Fibel", zusammengestellt von Carsten Pohl
Dieses Buch soll das Wissen um ein uraltes, bewährtes Heilmittel —Heilerde und Lehm— in Erinnerung bringen und vorstellen.
Über 100 überlieferte Heilanzeigen sind in diesem Buch enthalten und werden abgehandelt. Der Autor selbst ist medizinischer Laie und möchte weder ärztliche Ratschläge geben noch diese ersetzen, er berichtet allerdings aus dem Leben der Ärzte und Laientherapeuten und ihren bemerkenswerten Heilerfolgen mit Lehm. Am Ende eines jeden Kapitels sind Links zur weiteren Vertiefung gesetzt. Die vorgestellten Anwendungen verstehen sich als eine Zusammenstellung von historischen und zeitgemäßen Quellen. Weitere Infos bei www.lehmdoktor.de

A. Stuber's Verlag (Curt Kabitzsch) in Würzburg.

Neue Erscheinungen:

Die Simulation von Geisteskrankheit. Mit einem Anhang: Die Geisteskrankheit in den Gefängnissen. Von Prof. Dr. O. Penta. Autorisierte Übersetzung von Dr. Rud. Ganter. Brosch. M. 3.50.

Das Weib in anthropologischer Betrachtung. Von Dr. Oskar Schultze, Professor der Anatomie an der Universität Würzburg. Mit 11 Abbildungen. Brosch. M. 2.20.

Für die ärztliche Handbibliothek:

Einführung in das Wesen der Magen-, Darm- und Konstitutions-Krankheiten und in die Grundsätze ihrer Behandlung. Von Dr. Gaston Graul. Brosch. M. 1.50, geb. M. 2.—.

Die Therapie der Magen-, Darm- und Konstitutions-Krankheiten. Ein Leitfaden für Studierende und Ärzte. Von Dr. G. Graul. Brosch. M. 3.60, geb. M. 4.50.

Hygiene und Diätetik des Magens. Von Spezialarzt Dr. Fr. Schilling. — Mit 9 Abbildungen. Preis M. 2.40.

Hygiene und Diätetik des Darmes. Von Spezialarzt Dr. Fr. Schilling. — Mit 15 Abbildungen. Preis M. 3.—.

Hygiene und Diätetik der Stoffwechselkrankheiten. Von Spezialarzt Dr. Fr. Schilling. — Mit 8 Abbildungen. Preis brosch. M. 5.40; geb. M. 6.40.

Die Verdaulichkeit der Nahrungs- und Genussmittel. auf Grund mikroskopischer Untersuchungen d. Faeces. Von Spezialarzt Dr. Fr. Schilling. — Mit 102 Abbildungen. Preis M. 2.80.

Die Krankheiten der Speiseröhre. Von Spezialarzt Dr. Fr. Schilling. — Mit 14 Abbildungen. Preis M. 1.80.

Die Gallensteinkrankheit, ihre Ursachen, Pathologie, Diagnose und Therapie. Von Dr. Fr. Schilling. Preis M. 1.80.

Die Krankheiten der Verdauungsorgane im Kindesalter. Für Ärzte und Studierende. Von Dr. Ernst Schreiber, Privat-Dozent an der Universität Göttingen. Brosch. M. 5.40, geb. M. 6.40.

Die Arzneimittel der heutigen Medizin mit therapeutischen Notizen zusammengestellt für prakt. Ärzte und Studierende der Medizin. Von Dr. Otto Dornblüth. 10. Aufl. Solid gebunden, M. 7.60.

Kompendium der ärztlichen Technik mit besonderer Berücksichtigung der Therapie. Von Dr. F. Schilling-Leipzig. Zweite umgearbeitete und vermehrte Auflage. Mit 455 Abbildungen. M. 10.—.

Kompendium der Hautkrankheiten einschliesslich der Syphilide und einer kurzen Kosmetik. Für Studierende und Ärzte. Von Dr. S. Jessner in Königsberg i. Pr. Dritte umgearbeitete und sehr erweiterte Auflage. Geb. M. 7.—.

Kompendium
der
diätetischen und physikalischen Heilmethoden

von

Dr. F. Schilling, Kreisphysikus a. D.

Mit 122 Abbildungen. Preis M. 5.—.

94

Anhang

(Verfasser: C. Pohl)
Cholera asiatica ist eine schwere akute Darmkrankheit, die unbehandelt tödlich enden kann. Auf eine detaillierte Beschreibung auch anderer Cholera-Formen soll an dieser Stelle verzichtet werden. Für weitere Informationen wird auf folgende Webseiten[1] verwiesen:

- www.gapinfo.de/gesundheitsamt/alle/seuche/infekt/bakt/chol/sg. htm
- www.wikipedia.de

Bild: Übertragungswege für Cholera, Russland 1920-1925, S. Pogorelskii
(Quelle: Wellcome images)

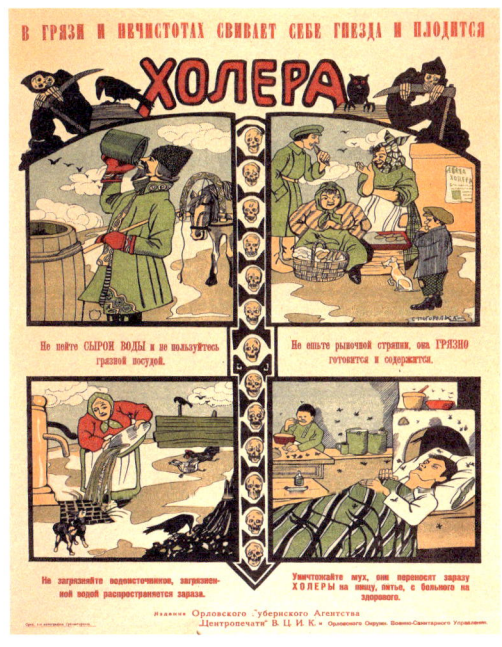

---

[1] Die Links verbinden zu Webseiten, die außerhalb des Einflussbereiches des Herausgebers liegen, daher kann für die Inhalte keine Verantwortung übernommen werden. Falls diese Links zu Webseiten führen, die nicht deutschen oder internationalen Vorschriften oder Gesetzen entsprechen oder diskriminierende Aussagen enthalten, distanzieren sich der Herausgeber und der Verlag ausdrücklich von deren Inhalten.

Literaturverzeichnis

- Literatur über Dr. Stumpf
  In: W. Rudolph Reinbacher: Healing Earths: The Third Leg of Medicine:
  A History of Minerals in Medicine
  GSA Denver Annual Meeting (28-31 Oktober 2007), Tagungsbeitrag

Zur Heilerde:
- Ran Knishinski: The Clay Cure : Natural Healing from the Earth
- Johannes Gottfried Mayer 2007: Ton-Heilerde. Terra Armena: Die Wiederentdeckung eines alten Mittels zur inneren Reinigung
- Monika Mayer 2008: Natürlich gesund mit Heilerde
- Rose-Marie Nöcker: Heilerde, Gesundwerden aus der Kraft der Natur, 1995
- Carsten Pohl: Lehmdoktors Fibel, 2008
- **W. Rudolph Reinbacher: Healing Earths: The Third Leg of Medicine: A History of Minerals in Medicine, 2003**

Mein besonderer Dank gilt:
- Frau Irmgard Stumpf, Enkelin von Dr. Julius Stumpf
- W. Rudolph Reinbacher, California, USA, für Fotos und weitere Informationen zu Dr. Stumpf.
- FIM Biotech, Herr Dallwig, für das Cover-Foto

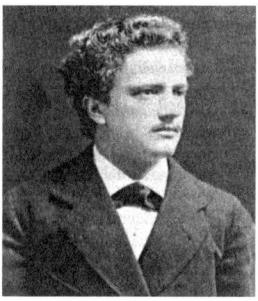

Dr. Julius Stumpf (ca.1879)

Lebenstafel von Dr. med. Julius Stumpf

Geburt: 30.6.1856, Julius wurde als 6. von 10 Kindern geboren.
Besuch des Gymnasiums in Münnerstedt, Studium der Medizin an der Universität Würzburg ca. 1874-1879.
1880: Eröffnung einer ärztlichen Praxis in Bütthardt, danach Dienst im Bamberger Ulanen-Regiment.
1881: Hochzeit mit Anna, geb. Schmitt. Aus der Ehe gingen 4 Kinder hervor, 2 Jungen und 2 Mädchen, von denen 1 Mädchen nicht überlebte.
1885: Physikats-Prüfung.
1899: Berufung zum Gerichtsmediziner in Werneck , im gleichen Jahr Berufung zum Professor für forensische Medizin.
1902 verstarb die Ehefrau Anna an Blinddarmentzündung.
Als **Todesdatum** für Julius Stumpf ist der 12. April 1932 angegeben.